歯科衛生士テキスト **歯科麻酔学・全身管理学**

編　集

大 阪 歯 科 大 学　佐久間泰司
大 阪 歯 科 大 学　百田　義弘

執　筆 (50音順)

大 阪 歯 科 大 学　新井由起子
日本大学歯学部　今村　佳樹
大 阪 歯 科 大 学　内田　琢也
大 阪 歯 科 大 学　大下　修弘
新潟大学大学院　岸本　直隆
大 阪 歯 科 大 学　佐久間泰司
九 州 歯 科 大 学　椎葉　俊司
大 阪 歯 科 大 学　真鍋　庸三

学建書院

第3版によせて

　歯科衛生士に求められる知識や技術は年々膨大なものとなっている．学士レベルの歯科衛生士養成が全国10大学以上で行われ，それらの大学に順次，大学院博士課程が設置されつつあるのは，社会が歯科衛生士に対して求める役割が変化・高度化し，多くの知識・技術が求められるからであろう．超高齢社会を迎えたわが国においてとくに歯科衛生士に求められるのは，看護師と同じように歯科治療時に全身管理を補助する知識・技術であろう．

　全身管理の補助は一日二日の勉強でできるような簡単なものではない．確たる基礎医学の知識に裏付けされた臨床医歯学を学び，適切な指導者のもとで実践経験を積んだ者だけが実践できる．本書はできるだけ平易な記述を心がけたものの，全身管理の基礎となる部分には惜しみなくページを割き，この要求に十分に応えられるようになっている．本書が歯科衛生士学生・生徒，あるいは臨床で活躍される歯科衛生士諸氏の学習のお手伝いができれば，著者らにとっては望外の喜びである．

2023年2月

編者・著者を代表して　佐久間泰司

● 本書の特徴 ●

　豊富な写真：臨床実習前の学生・生徒諸君にも理解を深められるよう，できるかぎり写真や図を多用した．

　見開き完結：ほとんどの項目を見開き2ページで完結させ，理解しやすくした．

　解剖生理も充実：麻酔に必要な呼吸器と循環器の構造と機能についても章を独立させ，復習を兼ねて学べるようにした．

　全身疾患を詳述：全身管理の知識を十分得られるように，全身疾患と歯科治療時の注意点についても詳述した．

　全身麻酔について詳述：全身麻酔法の補助がスムーズに行えるように，採血，検査なども含めて詳述した．

　疼痛疾患も記載：疼痛疾患治療の補助が十分行えるように，疼痛疾患についても詳述した．

　コンパクトな内容：項目数の増加が学生・生徒諸君の消化不良にならないように，不必要な記載はできるかぎり削除し，わかりやすくなるように試みた．

　歯科衛生士教育に精通した執筆者：編者に歯科衛生士教育者を含んでいる．本書は「歯学生向けの本を薄くしたもの」ではなく「歯科衛生士学校学生・生徒のための教科書」である．

第1版によせて

　歯科衛生士教育が3年に延長された．歯科医療の新技術導入や分野拡大に伴って学ぶべき分野が広がったためである．就業年限の延長は，質の高い教育の提供につながり，歯科医師のコ・パートナーとして歯科診療の質の向上に協働してゆくことが期待される．

　歯科衛生士には「歯科診療の補助」が法的に認められており，歯科麻酔診療の補助，すなわち，採血や全身麻酔の補助も当然その業務に含まれている．にもかかわらず，これまでこの分野について十分な教育がなされてきたとはいいがたい．

　現在，多くの障がい者歯科施設で全身麻酔法や精神鎮静法が導入されている．一般の歯科診療所にも，全身疾患をもつ患者が増えている．このような状況で，的確に歯科麻酔診療の補助ができ，全身管理の補助ができるような歯科衛生士を養成することが，本書の主目的である．もとより，局所麻酔法や心肺蘇生法などにも十分なページ数を割いた．また，神経障害性疼痛などの疼痛疾患についても詳しくふれた．口腔顔面痛学は近年，発展著しい分野であり，これからの歯科衛生士には必要な知識である．

　本書は執筆分担者により書かれたが，編者らが大幅に手を入れた．このため，執筆分担者のもち味を消してしまったところもあるのではないかと思う．内容に不備なところがあるとすれば，ひとえに編者らの責任であることを申し添えたい．

平成25年3月

編者　小谷順一郎

佐久間泰司

足立　了平

　本書は新たな執筆者を加えて第3版を作成したが，第1版，第2版の記載を踏まえた部分も多い．ここに第1版，第2版の執筆者の名前を掲載し，敬意を表す．

足立了平　新井由起子　安東佳代子　今村佳樹　大草知佳　大下修弘　加藤裕彦
金田一弘　釜田　隆　　河合峰雄　　岸本直隆　木下郁恵　河見有恵　小谷順一郎
椎葉俊司　杉岡伸悟　　大郷英里奈　豊永達宣　中本杏奈　松下容子　松村沙里奈
真鍋庸三　山下智章　　山本直子

編者　佐久間泰司

百田　義弘

も く じ

① 全身麻酔の流れ

麻酔前診察から手術終了後まで

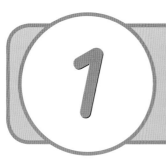

麻酔前診察

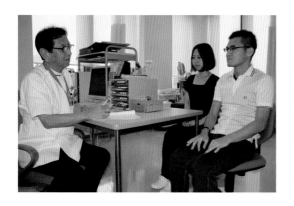

　手術の数日前に行う.

　血液検査, 呼吸機能検査, 心電図, 胸部エックス線写真撮影など, 全身麻酔に必要な検査が終わったら, 歯科麻酔担当医が患者を診察し, 麻酔計画を立案する. 併せて, 麻酔についてのインフォームドコンセントを得る.

手術室入室

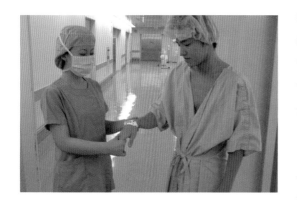

　患者は手術室に入室し, 氏名の確認を受ける.

　手首に巻いたリストバンド（患者の氏名などを記載したバンド）での確認だけでなく, 氏名を名乗らせることによる確認を行う.

モニター装着・静脈路確保

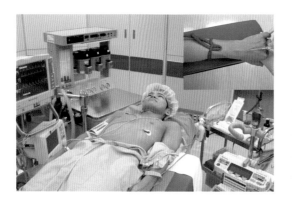

　心電計, 血圧計などのモニターを装着し, 静脈路を確保する.

麻酔導入

　静脈麻酔薬で入眠させたのち，マスクで人工呼吸を行う．マスクから酸素を投与するほか，吸入麻酔薬を投与することもある．

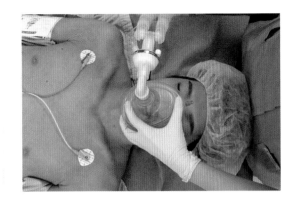

気管挿管

　気管挿管が終わったところ．
　経鼻的に気管チューブを気管内に挿入し，気管チューブをとおして人工呼吸を行っている．

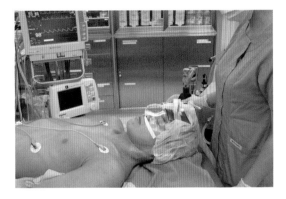

手　術　中

　歯科麻酔担当医は，手術中も常に患者のそばにつき，全身状態を観察する．

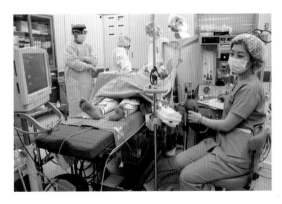

手術終了後

　手術終了後，麻酔から覚醒したら，気管チューブを抜去する．その後，全身状態を観察し，問題がなければストレッチャーに移し替えて病室に戻る．この時点で患者の意識は戻っている．

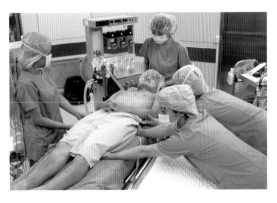

② 歯科麻酔学とは

痛みを取ることの重要性

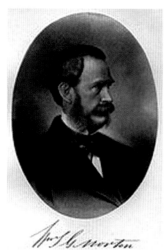 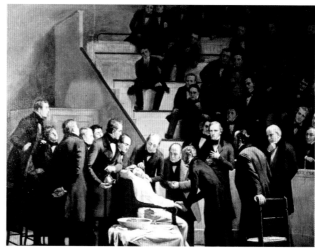

ウィリアム・トーマス・グリーン・モートン
(1819.8.9-1868.7.15)

歯科麻酔学の分野

　高齢化の進展，疾病構造の変化，医療技術の進歩などにより，歯科医療に求められるものは多様化している．

　歯科麻酔学とは，歯科医療における麻酔行為だけでなく，安全な歯科医療を提供するために，さまざまな方法を用いて歯科治療中の患者の全身的な管理を担当し，患者の生命を守るための臨床歯科医学の一分野である．すなわち，麻酔科学を基盤とした急性期の全身管理学である．そのほか，口腔・顔面領域の難治性の痛みや麻痺の治療など，ペインクリニック学や歯科医療分野での救急医療学なども含まれる．

歯科麻酔学の歴史

　全身麻酔の歴史は歯科医師からはじまった．全身麻酔は，亜酸化窒素（笑気），エーテル，クロロホルム，ハロゲン吸入麻酔薬という順で進化したが，初期には亜酸化窒素の医学的な用途はかぎられており，そのおもな役割は娯楽であった．1845年，抜歯のための笑気麻酔を公開したのは，アメリカのボストンで開業していた歯科医師ホーレス・ウェルズである．この公開実験は失敗に終わったが，その後1846年，ボストンのマサチューセッツ総合病院でエーテル吸入による全身麻酔が行われた．世界初の麻酔科医は歯科医師のウィリアム・モートンである．いかに歯科の治療が苦痛に満ち，歯科医師にとって無痛的処置が求められ

ていたかが理解できる.

　一方，これらより遅れて約40年後，初の有効な局所麻酔薬として登場したのがコカインであった. 眼科医師であるカール・コラーによって1884年に用いられたのが最初である. 注射器が発明されるまでは，コカインを歯髄に貼付して麻酔効果を得ていた.

　局所麻酔法は歯科にとってなくてはならないものであるが，注射器，注射針，麻酔薬などの開発により，現在のカートリッジ式，さらに，電動注射器と進化してきた.

歯科衛生士と歯科麻酔学

　これまでの口腔予防対策は，歯周病や齲蝕の予防が中心であった. しかし，超高齢社会を迎え，高齢者の口腔機能の維持・向上が重要になった現在，口腔衛生や口腔機能の予防的手段だけでなく，全身管理や医療連携など，社会の要請に適応して歯科衛生士の臨床形態も変化していく必要がある.

　歯科麻酔学は，全身管理についての基本的な知識や患者急変時の対処方法などを身につけるうえでの重要な学習手段であるが，さらに深く，要介護高齢者，有病患者の全身状態や全身疾患への理解を身につけ，ほかの職種とチームアプローチできる能力も高めなければならない. このような条件が整ってはじめて，「専門的口腔ケア」の担い手といえる.

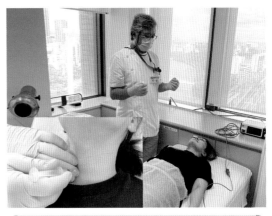

歯科におけるペインクリニック

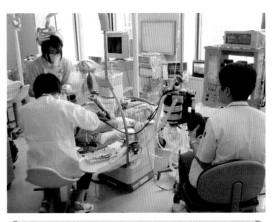

歯科外来診療室での障がい者の全身麻酔

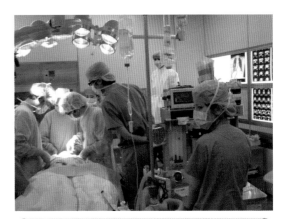

手術室での全身麻酔

③ 麻酔に必要な呼吸

気道，肺

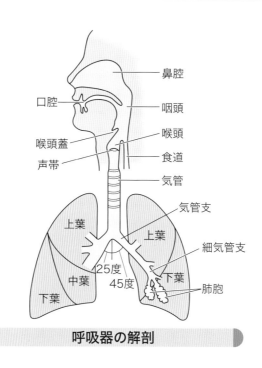

鼻腔
咽頭
口腔
喉頭
喉頭蓋
食道
声帯
気管
気管支
上葉
上葉
細気管支
25度
45度
下葉
中葉
肺胞
下葉

呼吸器の解剖

解　剖

　肺・気道系は，鼻腔，口，口腔からはじまり，咽頭，喉頭を経て気管に至る．気管は左右気管支に分岐し，細気管支，細終末気管支，呼吸細気管支を経て，肺胞管と肺胞嚢となる．

　鼻腔，口腔，咽頭，喉頭を上気道といい，気管から肺胞までを下気道という．

　喉頭には，気管支への空気の入り口として声門があり，喉頭蓋は声門に蓋をして気管に食物が流入しないようにしている．声門は上気道・下気道の移行部であり，成人では最も狭い．

　気管は，胸腔内で左右に分かれる．気管の正中線に対し，右気管支は約25度，左気管支は約45度をなす．気道の異物が右肺に流入しやすいのは

このためである．

　肺は，左右に対をなす臓器で，肺胞と気管支からなり，右肺は上葉，中葉，下葉，左肺は上葉，下葉に分かれる．肺胞では，酸素および二酸化炭素のガス交換が行われる．

呼吸運動

　呼吸運動は呼吸筋によってなされる．息を吸う運動は吸息筋が担っており，安静時の75%は横隔膜（第3〜5頸神経支配）の収縮による．そのほかの吸息筋として外肋間筋などがある．息を吐く運動は，吸息筋の弛緩に伴って受動的に行われる．しかし，深く息を吐く際には内肋間筋が収縮する．

肺 気 量

1回換気量：安静時の呼吸量

予備呼気量：努力して息を吐ける量

予備吸気量：努力して息を吸える量

残　気　量：努力して最大に息を吐いても肺内
に残っている量

機能的残気量：残気量と予備呼気量の総和で，
安静時に肺内に残っている量．
約 2,000 mL

肺　活　量：予備吸気量＋1回換気量
＋予備呼気量の総和

呼吸の化学調節

　呼吸の目的は，ヒトのエネルギー産生に必要な酸素を取り入れ，産生された二酸化炭素を排出するガス交換である．呼吸中枢は延髄から橋にあり，運動神経を通じて呼吸筋に伝わり呼吸運動をつくり出す．呼吸は動脈血の PaO_2，$PaCO_2$，pHの値に制御され，それぞれ常に正常範囲内に維持されている．これを呼吸の化学調節とよぶ．

　PaO_2，$PaCO_2$，pHの変化を検知する装置が，延髄にある中枢化学受容器と，頸動脈と大動脈にある末梢化学受容器である．また，呼吸は，PaO_2，$PaCO_2$，pHの変化のほかに，感情などにより1回換気量や呼吸数を制御することができる．

呼 吸 数

　安静時の呼吸数は，成人で1分間に12〜18回である．1分間に24回以上の呼吸を頻呼吸といい，1分間に12回以下の少ない呼吸を徐呼吸という．

動脈血血液ガス分析

　動脈血を採取し，酸素分圧や二酸化炭素分圧，pHを測定する．HCO_3^-（重炭酸イオン）とBE（過剰塩基）は測定値から計算される．これにより呼吸状態や酸素化の指標となる．

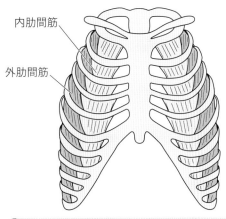

内肋間筋

外肋間筋

内肋間筋と外肋間筋

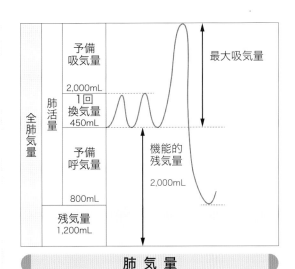

肺 気 量

血液ガス分析の正常値	
pH	7.4 ± 0.05
$PaCO_2$	40 ± 5 mmHg
PaO_2	80〜100 mmHg
血漿 HCO_3^-	24 ± 2 mEq/L
BE	0 ± 2 mEq/L

$PaCO_2$　　動脈血二酸化炭素分圧
PaO_2　　動脈血酸素分圧
HCO_3^-　　血漿中の重炭酸イオン濃度
BE　　　　過剰塩基

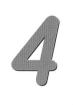

4 麻酔に必要な循環

肺循環，体循環，冠循環

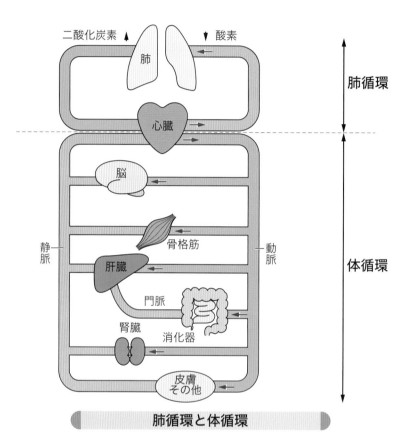

二酸化炭素　酸素

肺

肺循環

心臓

脳

骨格筋

肝臓

門脈

腎臓　消化器

皮膚
その他

静脈

動脈

体循環

肺循環と体循環

心　臓

　心臓は，全身の各臓器の細胞に必要な酸素や栄養素を血液で送り出し，末梢組織で産生された代謝産物を運び去る．心臓から拍出された血液は，体循環系と肺循環系の2つの循環系を灌流する．

　心臓は右心系と左心系からなり，それぞれ心房，心室から成り立っている．心臓の表面には冠動脈が走行しており，ここから酸素と栄養素が供給される．

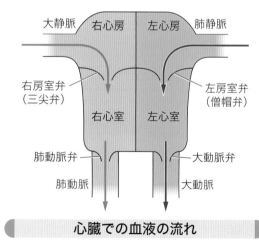

大静脈　右心房　左心房　肺静脈

右房室弁
（三尖弁）

左房室弁
（僧帽弁）

右心室　左心室

肺動脈弁　　大動脈弁

肺動脈　　大動脈

心臓での血液の流れ

肺循環と体循環

▤右心系

体循環の静脈血が上大静脈，下大静脈，冠静脈洞を介して，右心房に流入する．流入した血液は，三尖弁を通じて右心室に流入，肺動脈弁を通過し，肺動脈へと流出し，肺毛細血管，肺静脈を経て，左心房へ流入する．左心房の血液は，僧帽弁を通じて左心室に流入する．これを肺循環（小循環）という．

▤左心系

左心室から大動脈へと送り出された血液は，動脈に分かれて各組織に至り，全身の臓器組織に酸素を与え，二酸化炭素を受け取ったあと，静脈系を通じて上大静脈および下大静脈から右心房に戻る．これを体循環（大循環）という．

1回拍出量は，60〜80 mLであり，1分間に心臓から拍出される血液量は，約5〜6 L/minになる．

1回拍出量 × 心拍数 ＝ 心拍出量

心臓と血管は，交感神経と副交感神経によって支配されている．

心臓の神経調節

▤交感神経

興奮性に働き，副腎髄質からアドレナリンが放出されることにより心拍数の増加，心収縮力の増大が起こる．

▤副交感神経

抑制的に働き，迷走神経心臓枝により心拍数の減少，心収縮力の低下が起こる．

冠循環

心臓は，表面を走行している血管（冠動脈）から酸素・栄養素を得ている．

拡張期に，大動脈から冠動脈へと血液が流入する．冠動脈の血流量は，心拍出量の5％を占める．

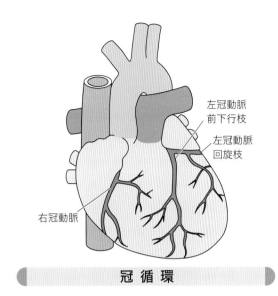

左冠動脈
前下行枝

左冠動脈
回旋枝

右冠動脈

冠 循 環

血液・体液

血液は体重の8％であり，成人では約4〜6Lである．血液のうち，体重の3％が血球，5％が血漿である．

また，体重の60％が水分で，体重の20％が細胞外に（細胞外液），40％が細胞内に（細胞内液）ある．細胞外液は血管外と血管内に分けられ，血管外の細胞外液（組織間液）は，体重の15％である．血管内の細胞外液が血漿であり，体重の5％となる．

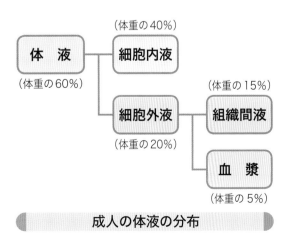

（体重の40％）

体 液 ── 細胞内液

（体重の60％）

細胞外液 ── 組織間液 （体重の15％）

（体重の20％）

血 漿
（体重の5％）

成人の体液の分布

医療面接
全身疾患に関する医療情報の収集

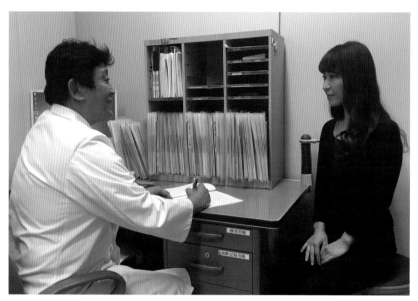

医療面接の風景

医療面接は，正しい診断・治療に導くための大切な医療行為の一過程であり，患者との良好な関係を築き上げることがスムーズな治療につながる．

患者の来院動機（主訴）のみにとらわれず，歯科治療を行ううえで，さまざまな患者背景を把握しておく必要がある．そして，お互いの信頼関係（ラポール）の確立が重要となり，患者は理解してもらえたと感じて，はじめて信頼を寄せるようになる．

面接内容

■患者像

氏名，生年月日（年齢），性別，住所，職業などのほか，生活習慣（日常生活の運動制限や通院手段，随伴者の有無など）も確認し，無理のない通院が可能かどうかも考慮する．顔色や話し方，震え，呼吸づかいなど，些細な様子が疾患からきていることもあるので，注意深く観察する．

既 往 歴

　過去から現在に至るまでに罹患した疾病などの履歴情報の確認を行う．

　特定の疾患がある場合，各種疾患の罹患時の状況，治療経過，現在までの状況（未治療，治療中，内服加療，経過観察のみ，完治など），そのほか，健康診断で指摘された項目や家族歴，入院歴も確認する．

　歯科治療を行ううえで全身管理上の危険因子（心疾患，高血圧，糖尿病，脳血管疾患，喘息，アレルギー，出血性素因，麻酔時の異常）がある場合には，詳細に聞く．

現在の健康状態

　日常生活動作（ADL）や摂取制限，また，タバコ，アルコール，常用薬の有無も確認する．定期的に医療機関に通院している場合には，現在までの病歴の推移を聴取し，経過が良好でないときや疾病の急性期であるときなどは，歯科原疾患の処置の必要度を考慮し，歯科治療内容の検討が必要となる．

　内服薬については薬品名を聞き，どのような作用を及ぼすのかを把握する．「お薬手帳」などを持参してもらうとよい．服薬内容によっては歯科治療時に内服を中断してもらう場合がある．

　患者自身が病態を詳細に把握していないとき，歯科治療上，詳しい全身状態が知りたい場合には，内科等の主治医に病状照会をする．

病状照会

　病状照会とは，自己の医療機関から相手方の医療機関に，疾患についての詳しい病状を照会する行為をいう．そのために，相手方医療機関に交付する書類を「対診状」「病状照会状」という．広義

の「診療情報提供書」の一種である．おもに治療を依頼する場合には「患者紹介状」とよばれ，区別される．

　なんらかの全身疾患をもつ患者が，歯科治療，とくに気をつけなければならない観血的処置や局所麻酔の必要があるとき，侵襲的処置の可否を判断するために，より詳しい全身状態の情報を得ることを目的に作成される．その返答内容を確認し，患者の病態に合わせた治療を計画する．

診療情報提供

　病状照会に対し，相手方医療機関から（狭義の）診療情報提供書が交付される．既往歴，経過，服用薬，検査結果，主治医の意見などを総合して，歯科治療が可能か，どのようなモニターを装着するかを判断する．

　内服薬については，その薬物の添付文書をよく読み，歯科治療にどのような影響があるのかを把握する．歯科治療時に使用する薬物と併用禁忌の薬物もあるので，注意を要する．

　抗凝固・抗血小板薬，抗糖尿病薬，降圧薬，抗てんかん薬，副腎皮質ステロイドなどの服用者は，歯科治療を行ううえで注意を要する．

　心臓弁膜症，心房細動で抗凝固薬・抗血小板薬を服用している患者は，抜歯などの観血処置の際に止血が困難となることがある．抗凝固薬を中止せずに観血処置を行う際は，至適治療域にPT-INRをコントロールしたうえで，適切な局所止血処置が求められる．

　糖尿病患者が，食事をとらないで抗糖尿病薬を服用して来院した場合（歯科治療当日は食事をとらないで来院する患者がみられる）は，重篤な低血糖に陥る可能性がある．

　高血圧患者が降圧剤を飲み忘れ，歯科治療前に十分な血圧コントロールがなされていないと，術中血圧が異常に上昇する可能性が高くなる．

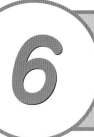

6 状態の把握
能率的・客観的に把握する

患者の状態の把握は，さまざまな分類を用いることで能率的・客観的に行うことができる．また，分類方法を覚えておくと，患者に何を聞けばよいかのヒントになる．

心血管系の状態

心血管系は，NYHA分類に基づく運動負荷機能の評価がよく用いられる．

NYHA分類

I度	身体活動は制限されていない．通常の日常生活では，疲労感，動悸，呼吸困難，失神が起こらない．
II度	身体活動は軽度に制限される．通常の日常生活では，疲労感，動悸，呼吸困難，失神が起こるが，安静時は無症状である．
III度	身体活動は高度に制限される．通常よりも軽い労作の日常生活で，疲労感，動悸，呼吸困難，失神が起こるが，安静時は無症状である．
IV度	どのような身体活動もできない．安静時においても症状があり，ほとんど寝たままである．

〈階段昇降の可不可〉
　問題なく可であればI度，不可であればII度以上
〈掃除・炊事の可不可〉
　問題なく可であればI度，不可であればII度以上
〈着替えが楽にできるか〉
　できなければIII度以上
〈横になっていて楽か〉
　横になっていても，苦痛があればIV度

呼吸器系の状態

呼吸器系は，Hugh-Jones分類に基づいて，慢性呼吸不全の重症度の評価がよく用いられる．

Hugh-Jones分類

I度	同年齢の健康人と同様に仕事ができ，歩行，坂・階段の昇降も健康人並みにできる．
II度	平地では同年齢の健康人と同様に歩行できるが，坂・階段では健康人なみに昇れない．
III度	平地でも健康人並みには歩けないが，自分のペースでなら1マイル(1.6km)以上歩ける．
IV度	休み休みでないと50ヤード（46m）も歩けない．
V度	話したり，衣服を脱いだりしても息切れする．息切れのため外出できない．

〈階段，坂道歩行での息切れ〉
　同年齢の健康者以下でII度以上
〈平地歩行での息切れ〉
　同年齢の健康者以下でIII度以上
〈着替えが楽にできるか〉
　できなければIV度

意識レベルの評価法

意識レベルは，呼びかけ，疼痛，音，光などの刺激に対する反応で判断する．そのなかで最も重要なことは，疼痛刺激に対する反応をみることである．意識障害評価のスケールとして，ジャパン・コーマ・スケール（JCS，日本式昏睡尺度）が広く用いられている．3-3-9度方式ともよばれている．

意識レベルの評価の例

- 意識はあるが,
  いまひとつはっきりしない →1
- 意識はあるが, 自分の名前は言えない →3
- 呼びかけても目を開けなかったので,
  大声で呼びかけたら目を開けた →20
- 大声で呼びかけても返事がなかったので,
  腕をつねったら, かろうじて目を開けた →30
- 腕をつねったら,
  つねった手を払いのけた →100
- 腕をつねったら顔をしかめたが,
  払いのける動作はなかった →200

ジャパン・コーマ・スケール (JCS:3-3-9度方式)

I 覚醒している	0:意識清明 1:見当識は保たれているが, 意識清明ではない. 2:見当識障害がある. 3:自分の名前, 生年月日が言えない.
II 刺激に応じて一時的に覚醒する	10:普通の呼びかけで開眼する. 20:大声で呼びかけたり, 強く揺するなどで開眼する. 30:痛み刺激を加えつつ, 呼びかけをつづけると, かろうじて開眼する.
III 刺激しても覚醒しない	100:痛みに対して払いのけるなどの動作をする. 200:痛み刺激で手足を動かしたり, 顔をしかめたりする. 300:痛み刺激に対して, まったく反応しない.

付) R:不穏　I:糞便失禁　A:自発性喪失
たとえば, 不穏を伴っていれば, 相当する段階の数字に「-R」を付記する (例:30-R).

全身状態の総合的な評価

　術前の全身状態の評価についての分類には, アメリカ麻酔学会 American Society of Anesthesiologists (ASA) の全身状態 Physical Status (PS) 分類が簡便であり, よく用いられている. 診察で全身状態の総合評価を行い, 麻酔・手術に関連したリスクを予測する.

ASA 分類

PS 1	正常健康患者
PS 2	軽度の全身性疾患を有する患者
PS 3	高度の全身性疾患を有する患者
PS 4	常に生命を脅かすほどの高度の全身性疾患を有する患者
PS 5	手術を施行しなければ延命が期待できない瀕死の患者
PS 6	ドナー目的で臓器摘出される脳死宣告された患者
注	日本では緊急手術の場合, 番号の右隣にE (emergency) をつける.

例)
PS1:器質的, 生理的, 生化学的あるいは精神的な異常がない. 手術の対象となる疾患は局在的であって, 全身的 (系統的) な障害を引き起こさないもの. 鼠径ヘルニアあるいは子宮筋腫などがあるが, ほかの点では健康な患者など
PS2:軽度～中程度の系統的な障害がある. その原因としては外科的治療の対象となった疾患または, それ以外の病態生理学的な原因によるもの. 軽度糖尿病, 本態性高血圧, 貧血, 極度の肥満, 気管支炎 (新生児および80歳以上の老人では, とくに系統的疾患がなくともこの class に入る)
PS3:重症の系統的疾患があるもの. この場合, 系統的な障害を起こす原因は何であってもよいし, はっきりした障害の程度を決められない場合でも差し支えない. 重症糖尿病で血管病変を伴うもの. 肺機能の中～高度障害. 狭心症または, いったん治癒した心筋梗塞のあるもの
PS4:それによって生命がおびやかされつつあるような高度の系統的疾患があって, 手術をしたからといって, その病変を治療できるとはかぎらないもの. 肺, 肝, 腎, 内分泌疾患の進行したもの

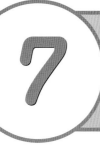

7 高血圧
歯科治療時の血圧上昇

分類	診察室血圧			家庭血圧		
	収縮期血圧		拡張期血圧	収縮期血圧		拡張期血圧
正常血圧	＜120	かつ	＜80	＜115	かつ	＜75
正常高値血圧	120-129	かつ	＜80	115-124	かつ	＜75
高値血圧	130-139	かつ／または	80-89	125-134	かつ／または	75-84
Ⅰ度高血圧	140-159	かつ／または	90-99	135-144	かつ／または	85-89
Ⅱ度高血圧	160-179	かつ／または	100-109	145-159	かつ／または	90-99
Ⅲ度高血圧	≧180	かつ／または	≧110	≧160	かつ／または	≧100
（孤立性）収縮期高血圧	≧140	かつ	＜90	≧135	かつ	＜85

成人における血圧値の分類　（単位：mmHg）

（日本高血圧学会：高血圧治療ガイドライン2019より）

　高血圧は，30歳以上の男性60.0％，女性44.6％（平成22年 国民健康・栄養調査）にみられるほどありふれた疾患であるが，歯科治療時は疼痛やストレスにより血圧が上昇することが多いので，注意が必要である.

　内科治療を受けていない高血圧患者（血圧がコントロールされていない患者）は，どうしても急いで治療が必要な場合（歯髄炎で痛みがあるなど）を除き，血圧がコントロールされてから歯科治療を行う.

　心臓のポンプ作用により血液が全身に送り出される際，血管に加わる圧力が血圧であり，一定の基準値を超えた場合を，高血圧という.

　心臓が収縮したとき動脈壁にかかる圧力を収縮期血圧（最高血圧），拡張したときの圧力を拡張期血圧（最低血圧）とよぶ. 通常，電圧と電流の関係と同じく，血圧P，血流量V，抵抗Rとした場合，$P = V \times R$で示され，血圧の値には，血管自体の伸展性（硬さ）や血管自体の太さ，血液量（通常は心拍出量）などが影響する.

　収縮期血圧と拡張期血圧の差を脈圧といい，大動脈弁に異常があると脈圧が大きくなる.

　　　平均血圧 ＝ 脈圧／3 ＋ 拡張期血圧

　血圧値の分類は，高血圧の初期診断を行ううえで有用である.

高血圧の原因による分類

■本態性高血圧

　ほとんどの高血圧患者がここに含まれる. 原因として，遺伝的素因と生活習慣（塩分の過剰摂取，肥満，アルコール，運動不足，ストレス，喫煙な

ど）が考えられている．したがって，高血圧は生活習慣病の1つとして扱われている．

■二次性高血圧

明らかな原因がある高血圧を，二次性（症候性）高血圧とよぶ．

腎性高血圧：糸球体腎炎，慢性腎盂腎炎などにより塩分（ナトリウム）や水分の排泄能が低下することで血圧が上昇する（腎実質性高血圧）．腎動脈が動脈硬化や炎症などで狭くなり，腎臓からレニン（昇圧物質）が放出されて高血圧になることもある（腎血管性高血圧）．

内分泌性高血圧：アルドステロンが過剰に分泌されることで高血圧になる原発性アルドステロン症，カテコールアミンが過剰分泌されて高血圧を起こす褐色細胞腫などがある．

血管性高血圧：大動脈縮窄症や大動脈炎症候群のために血流が悪くなり，血圧が高くなる．

脳・中枢神経系疾患による高血圧：脳腫瘍や脳血管障害により頭蓋内圧が高くなることが原因で起こる．

歯科治療時の注意点

デンタルチェアに座ってから血圧を測ると，普段の自宅での血圧より高いことがある．これは治療に対する不安や興奮など，心理的なストレスによる．つまり，普段の血圧が落ち着いていても，歯科治療中は上昇することがある．このため必ず血圧・脈拍をモニターしながら歯科治療を行うのが望ましい．ストレスなどの血圧上昇は，静脈内鎮静法や吸入鎮静法により軽減されることが多い．痛みによる血圧上昇は，確実な局所麻酔や鎮痛薬を用いることにより軽減される．歯科用局所麻酔薬カートリッジに含有されるアドレナリンは血圧を上昇させるが，不十分な麻酔も血圧を上昇させるので，血圧をモニターしながら十分な局所麻酔を行うことが優先される．しかし，鎮静法や局所麻酔が不十分で，血圧上昇が持続するときに

は，降圧薬を使用する場合がある．

歯科治療時に用いられる自動血圧計付きモニターでは，収縮期血圧，拡張期血圧，平均血圧，心拍数，動脈血酸素飽和度が計測される．血圧測定を頻回に行うことは患者に苦痛を与えることがあり，細かい数値にとらわれるよりも，全体の推移を追うことが重要である．

■降圧薬の分類

カルシウム拮抗薬，レニン―アンジオテンシン系阻害薬，利尿薬，β遮断薬，α遮断薬，中枢性交感神経抑制薬

■急性増悪時の対応

歯科治療中，収縮期血圧が180 mmHg，あるいは拡張期血圧が110 mmHg以上となれば，歯科治療を中断して血圧が下降するまで待つ．治療の緊急性がなければ歯科治療を中止するのも解決法の1つである．

硝酸イソソルビド（ニトロールスプレーなど）の口腔内噴霧で降圧して治療を行う場合もある．

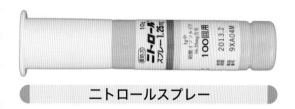

ニトロールスプレー

高血圧と食塩

塩分の過剰摂取が高血圧の原因の1つとされている．人間が1日に必要な食塩量は約1.5 gであるが，大部分の人が1日に10 g以上の食塩を摂取している．料理に食塩が少ないと美味しくないからである．インスタントラーメン（カップ，袋）には1食あたり約6 gもの食塩が含まれている．

ペットフードを食べた人が，「味つけが薄い」と感じるのは，必要な塩分しか添加されていないためである．

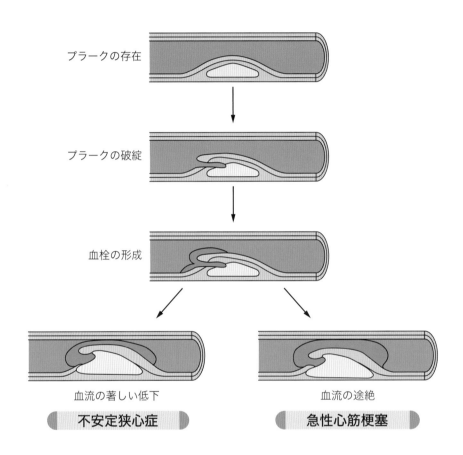

冠動脈（心筋に血液を送る血管）は内腔側から内膜，中膜，外膜からなるが，動脈硬化の初期には中膜にコレステロールが蓄積したプラークが形成される．プラークが破綻することにより冠動脈内に血栓が形成され，冠動脈内腔が急速に狭窄，閉塞し，心筋が虚血，壊死に陥る病態が急性冠症候群（acute coronary syndrome, ACS）である．心筋が壊死する急性心筋梗塞と，壊死しない不安定狭心症に分けられるが，どちらも心臓突然死を引き起こす可能性があり，ただちに対応すべき症候群である．

心筋梗塞

冠動脈にできたプラークの破綻による血栓形成が，突然，冠動脈内腔を閉塞することにより生じる．冠動脈の一部が閉塞することで，その部分の心筋に酸素を供給できなくなり，心筋細胞の壊死が生じる．

症状の多くは，持続時間の長い胸部痛，胸部不

快感，呼吸困難を呈する．

心電図では，時間経過とともに波形の変化がみられる．急性期では ST 上昇，T 波増高，Q 波の出現がみられる．

狭 心 症

心筋に酸素を送る冠動脈の血流が減少することにより，心筋が一時的に虚血状態になることで起こる疼痛発作を主症状とする症候群である．狭心痛は，胸部絞扼感，圧迫感，灼熱感，息切れなどとして訴えられ，痛みは胸骨下部が多く，肩や腕にも放散する．さらに，下顎下縁の疼痛として起こることもある．

狭心症は，急性冠症候群に分類される不安定狭心症と，そうでない狭心症（労作性狭心症，冠攣縮性狭心症など）に分けられる．

▥ 不安定狭心症

不安定狭心症は急性冠症候群の一種である．冠動脈が完全に閉塞していないものの，狭窄した部位にはプラークが存在し血管内が閉塞する危険性が高く，心筋梗塞の前段階の状態である．心筋梗塞への移行により突然死に至る可能性が非常に高いため早急な対処が必要である．

不安定狭心症は，運動時や労作時ではなく安静時に胸痛が生じ，疼痛が数分～20 分程度と長く，繰り返して痛みが出現する．

▥ 労作性狭心症（安定性狭心症）

もともと冠動脈に狭窄があり，労作が加わることで心拍数の増加や血圧上昇が起こり，心筋の酸素消費量が増えるにもかかわらず，酸素の供給が不十分となり，心筋での酸素の需要と供給のバランスが崩れることで生じる．胸痛の持続時間は数分以内である．

▥ 冠攣縮性狭心症

冠動脈に狭窄はなく，突発的な血管攣縮により酸素供給が低下し，酸素の需要供給バランスが崩れることで生じる．夜間や早朝，朝方などの安静時に発作が起こる．胸痛の持続時間は数秒から数分程度である．

狭心症発作時には，心電図で ST 低下，T 波平低下または逆転がみられるが，冠攣縮性狭心症では ST が上昇する場合がある．

歯科治療時の注意点

急性冠症候群の既往のある患者の場合には，日常生活における心臓発作の状態をあらかじめ把握しておくことが最も重要である．歯科治療時は，モニター，心電図での ST 変動を監視する．

狭心症の既往のある患者は，狭心症発作時のためにニトログリセリンなどの冠拡張薬を処方されていることが多い．もし処方されていたら歯科治療時には持参させる．また，毎回，最近の体調の変化や狭心症発作の有無を確認しておく．

心筋梗塞の既往のある患者は，心筋梗塞から 3 か月以上経過してから歯科治療を行うことが望ましい．

急性増悪時の対応

胸の中央部の数分持続する不快感や疼痛など ACS を疑う症状を患者が訴えた場合は，すぐにバイタルサインを測定する．酸素投与は，SpO_2 が 90％ 未満あるいは頻呼吸，起坐呼吸が認められる場合に行う（低酸素血症がなければ原則投与しない）．

患者にアスピリンアレルギー，消化管出血の既往がないか確認したのち，アスピリン 300 mg を上限に経口投与する．そのまま飲み込むよりかみ砕いて飲み込ませたほうがよい．ニトログリセリン投与も有効であるが，心筋梗塞（下壁，右室）では慎重に投与すべきなので，心電図12誘導判読ののちに投与するのがよい．

いずれにせよ，早期に救急車による専門医療機関への搬送を考慮すべきである．

9 喘　息
喘息発作や症状悪化に関与する危険因子

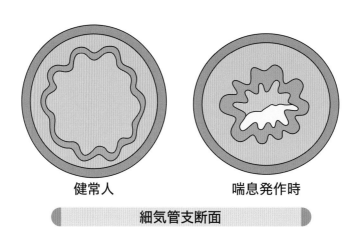

健常人　　　　喘息発作時

細気管支断面

　気管支喘息（以下，喘息）は，気道の慢性炎症を本態とし，変動性をもった気道狭窄による喘鳴，呼吸困難，胸苦しさや咳などの臨床症状で特徴づけられる疾患である．

　発作時には，気管支平滑筋収縮や粘膜浮腫，気道分泌物増加などが起こる．

　気管支内腔の直径は，健康成人では 10〜15 mm だが，喘息患者では，普段 6〜8 mm，発作時は 2 mm ほどになり，呼吸困難感を生じる．

　発作と非発作を繰り返し，非発作時には症状を認めない．

全身管理

・気管支喘息の病状を内科主治医に確認
・最終発作の時期
・発作の誘因の確認
・処方薬の確認（処方内容と服用確認）

・アレルギーの有無の確認

喘息の危険因子

　さまざまな因子が，喘息の発作や症状悪化に関係している．

■**個体因子**

　遺伝子素因，アレルギー素因など

■**環境因子**

　アレルゲンの存在（ダニ，花粉など），大気汚染，喫煙，薬物

　歯科においては，レジンモノマーやユージノール，根管治療薬剤も刺激となる．

歯科治療時の注意点

・内科的にコントロールされている時期に処置を行い，精神的ストレスを与えないように短時間

喘息強度と症状等			
増悪強度	呼吸困難	動　作	SpO$_2$
喘鳴/息苦しい	急ぐと苦しい 動くと苦しい	ほぼ普通	96％以上
軽度（小発作）	苦しいが横になれる	やや困難	
中程度（中発作）	苦しくて横になれない	かなり困難 かろうじて歩ける	91～95％
高度（大発作）	苦しくて動けない	歩行不能 会話困難	
重　篤	呼吸減弱 チアノーゼ 呼吸停止	会話不能 体動不能 錯　乱 意識障害 失　禁	90％以下

（日本アレルギー学会 監：喘息予防・管理ガイドライン 2021，協和企画より一部改変）

で終了する.
・最近の発作，発作時の状況や投薬内容を事前に確認し，処置中は各種モニターを装着する（とくに，パルスオキシメーターは有用で，呼吸音，呼吸回数，チアノーゼの有無を確認する）.
・喘息患者は吸入薬を持ち歩いていることが多いので，診察時には必ず持ってきてもらう.
・気管支拡張薬（β_2刺激薬）使用患者では，アドレナリンを含む薬物の使用を避ける（歯科用局所麻酔薬に含まれるアドレナリンとの併用注意）.
・アスピリン喘息患者では，非ステロイド性消炎鎮痛薬（NSAIDs）や，歯科用局所麻酔薬カートリッジに含有される防腐剤で発作が誘発されることがあり，成人喘息の10～20％にみられる．投薬時には注意が必要である.

急性増悪時の対応

　歯科治療中に急性増悪した場合は，表を参考に増悪強度を判断する．酸素飽和度（SpO$_2$）が95％未満となった場合は，酸素投与を行い95％になるように酸素量を調整する．SpO$_2$が95％以上であっても頻呼吸がみられる場合は，1L程度の酸

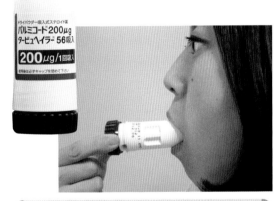

吸入ステロイドと使用法の一例

素を投与する.
　軽度（小発作）までの場合は，手持ちの吸入薬を吸入させるか短時間作用性β_2吸入薬を吸入させる．1度の吸入でよくならなければ反復吸入させる．症状が改善しなければ，躊躇することなく救急車による専門医療機関への搬送を考慮する．中等度（中発作）以上では，酸素投与，吸入薬を反復吸入するとともに専門医療機関へ搬送する．

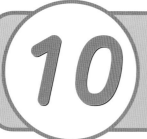

10 慢性閉塞性肺疾患（COPD）
喫煙者にみられる慢性呼吸器疾患

病　期		定　義
I期	軽度の気流閉塞	%FEV$_1$≧80%
II期	中等度の気流閉塞	50%≦ %FEV$_1$＜80%
III期	高度の気流閉塞	30%≦ %FEV$_1$＜50%
IV期	きわめて高度の気流閉塞	%FEV$_1$＜30%

COPD の病期分類

（日本呼吸器学会編：COPD 診断と治療のためのガイドライン 2022，メディカルレビュー社）

慢性閉塞性肺疾患（Chronic Obstructive Pulmonary Disease, COPD）は喫煙者が罹患する代表的な慢性呼吸器疾患で，従来，肺気腫や慢性気管支炎とよばれていた．推定患者数は 500 万人を超えるが，実際に治療を受けている患者は数十万人で，患者本人が自覚していないことが多い．

COPD の原因

COPD はタバコ煙を主とする有害物質を長期に吸入暴露することなどにより生じる肺疾患である．非喫煙者も受動喫煙や大気汚染で発症することがある．ほとんどの COPD は禁煙によって予防可能とされる．

COPD の症状

COPD は呼吸機能検査で気流閉塞がみられる．気流閉塞は「予測 1 秒量に対する患者の 1 秒量の比率」（%FEV$_1$）で評価する．1 秒量とは最初の 1 秒間で吐き出せる呼気の量で，予測 1 秒量とは健康的な人の 1 秒量である．性，年齢，身長から計算できる．COPD 患者の 1 秒量は低下しているので，予測 1 秒量の何パーセントであるかを計算することで病期が分類できる．確定診断はほかの疾患を除外したのち，気管支拡張薬吸入後の呼吸機能検査値を参考に行う．

COPD は喫煙率を反映して圧倒的に男性が多いが，今後，女性患者の増加が懸念されている．重症の場合，胸部エックス線写真では肺の透過性の亢進，過膨張が認められることがある．

COPD の患者は I 期では無症状で患者本人が気づかないことが多く，自発的な受診は中等度以上からである．II 期になると咳や痰が出る，体を動かすと息切れを起こす，喘鳴がある（呼吸時のヒューヒュー，ゼーゼーする音）など，風邪や喘息に似た症状がみられる．ただし病期と症状は必ずしも一致しない．体を動かすと息切れを起こす，すなわち労作時の呼吸困難は，病態が進行すると明瞭になる（第6章　Hugh-Jones 分類参照）．

COPDは肺がんや心血管疾患のリスクが高い．風邪，新型コロナウイルス，インフルエンザ，過労などをきっかけに急に症状が悪化することがある．これは急性増悪(フレアアップ)とよばれる．

COPDの治療

COPDは禁煙により病期進行を抑えることができるので，まず禁煙をさせる．治療は薬物療法と非薬物療法に分けられる．薬物療法は気管支拡張薬の投与が中心となる．酸素療法も行われる．非薬物療法は呼吸リハビリテーションが標準治療である．呼吸リハビリテーションは口すぼめ呼吸，腹式呼吸，運動療法などを行う．

歯科治療時の注意点

歯科治療は緊急時でないかぎり，安定期で適切な治療を呼吸器科で受けていることが前提となる．自覚症状が強くない場合，患者が自己判断で治療を中断している場合がある．

診療前に息切れの増加，痰や咳の増加，胸部不快感・違和感の出現などがないかを確認したのち歯科治療を行う．

歯科治療は水を使うことが多いが，誤嚥は急性増悪に直結するので，口腔内の吸引を頻回に行う．

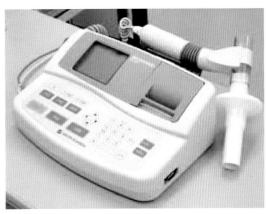

肺活量や1秒率を測定する．

スパイロメータ

なお，COPD患者は血中酸素分圧が上昇すると呼吸停止となることがあるため，酸素投与をしたり吸入酸素流量を変えたりするときは慎重に行う．

急性増悪時の対応

息切れ（呼吸困難），チアノーゼ，奇異呼吸（吸気時に本来拡張するはずの腹壁が陥凹する），意識レベルの低下などがみられたら，ただちにバイタルサインを測定し，異常があれば救急車による専門医療機関への搬送を考慮する．

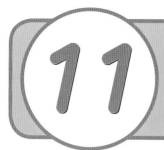

脳 卒 中

脳卒中の症状がみられたら，迅速に搬送

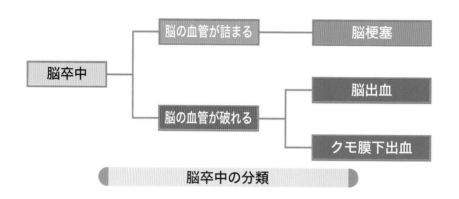

脳卒中の分類

脳卒中とは，脳の血管の閉塞，破綻などにより，突然神経障害が発現した状態の総称である．虚血性疾患には脳梗塞があり，出血性疾患には脳出血，クモ膜下出血がある．

脳 梗 塞

■頻　度
脳卒中全体の約60％で，高齢化に伴い，さらなる増加が予測されている．

■症　状
片麻痺が多い（左右どちらかの手足に力が入らない，動かせない．感覚が鈍い）．感覚障害，失語，失認や意識障害がみられる．

■全身的な変化
突然の発症では，気道閉塞，呼吸困難，血圧上昇などがみられることがある．まずバイタルサインの確認を行う．

■治　療
発症直後の超急性期には，血栓を静脈注射で溶解させる静注血栓溶解療法を行う．発症から4.5時間以内に行うなど時間との勝負なので，脳卒中が疑われたらすぐに救急隊に連絡し，専門医療機関に搬送する．4.5時間を超えた場合は，血管の詰まった部分の血栓を物理的に取り除く機械的血栓回収療法，抗凝固薬投与などを行う．

脳 出 血

原因は，高血圧が大部分を占め，脳動脈が変性し弱くなって動脈瘤を形成し，ついには破裂し，脳内に出血する．

■頻　度
脳卒中全体の約20〜25％

■症　状
出血部位によって異なるが，しばしば意識障害を伴う．また，激しい頭痛，重度の悪心・嘔吐がみられる．

■治　療
外科的手術

クモ膜下出血

おもに脳表面の血管病変が破裂し，クモ膜下腔へ出血が生じた状態である．脳動脈瘤が原疾患であることが多い．

■頻　度
脳卒中全体の約15％

■症　状
突然の激しい頭痛，頸部硬直，嘔吐を伴い，重症例では急速に意識を消失する．片麻痺の症状は認めないことが多い．

■治　療
外科的手術

歯科治療時の注意点

・脳梗塞による麻痺の程度の把握
・治療中は各種モニター装着下で行い，循環動態の変動を極力少なくする．
・歯科治療中の痛み刺激，治療に対する不安などの心理ストレスによって血圧上昇が予測される場合には，鎮静法を考慮する．
・抗凝固療法を受けている患者への観血的治療の際には，凝固機能を確認するとともに，治療後の止血に十分注意する．

発症時の対応

シンシナティ病院前脳卒中スケール（**図**）により，瞬時に脳卒中を同定する．①顔面弛緩，②上肢の脱力，③言語障害の3徴候のうち1つでも異常である場合，脳卒中の確率は72％である．また，3つすべてが認められる場合，確率は85％以上である．このような症状がみられ脳卒中が疑われたら，ただちに必ず救急車により専門医療機関へ搬送する．

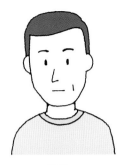

正常　　　　　　笑おうとすると麻痺がはっきりする（図は患者右側麻痺の場合）

1. 顔面弛緩

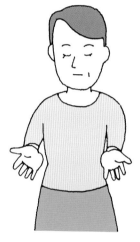
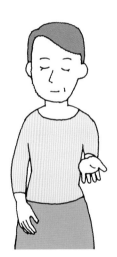

両目を閉じて腕をまっすぐに伸ばすと，患側の腕が動かないか，あるいは健側の腕より下がる．

2. 上肢の脱力

患者に「瑠璃もハリも照らせば光る」と言ってもらう．
正常：不明瞭な発言はなく，正常な言葉を用いる．
異常：発語不明瞭，間違った言葉を使ったり，話すことができない．

3. 言語障害

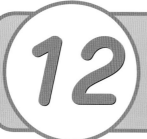

12 糖尿病
高血糖と低血糖に注意

1型糖尿病と2型糖尿病の違い		
	1 型	**2 型**
好発年齢	25 歳以下	40 歳以上
頻　度	＜5％	＞95％
家族歴	少ない	あり（遺伝）
自己抗体	あ り	な し
インスリン分泌	著しく低下	過多〜低下
治療法	インスリン自己注射	食事療法，運動療法が主体

　糖尿病（diabetes mellitus, DM）は，インスリン作用の絶対的または相対的不足によって引き起こされる糖質代謝異常を主とする疾患群である．慢性の高血糖状態を主徴とする．糖尿病が強く疑われる人は成人の男性19.7％，女性10.8％（令和元年国民健康・栄養調査）で増加傾向にある．慢性合併症としては，三大合併症（神経障害，網膜症，腎症）がある．

糖尿病の原因による分類

　1型糖尿病，2型糖尿病，妊娠糖尿病などがある．

　1型糖尿病は，自己免疫疾患により膵臓のβ細胞が破壊され，インスリンが絶対的に欠乏することで起こる．インスリンは血糖値を下げる働きをするホルモンである．1型糖尿病は若年者に多い．治療はインスリンの自己注射による治療を行う場合が多い．

　2型糖尿病は，糖尿病患者の大多数を占め，インスリン分泌低下やインスリン抵抗性をきたす複数の遺伝因子に，過食，運動不足，肥満など生活習慣が加わり発症する．中高年に多い．治療は食事療法，運動療法，生活習慣改善，経口血糖降下薬投与などが行われる．

　妊娠糖尿病は，妊娠中にみられる糖代謝異常で，分娩後に正常化する．妊娠中の糖代謝異常は母児ともに大きな影響を与えやすいので，特別な配慮が必要である．

糖尿病の検査・診断

　糖尿病の診断は，血液検査により右表の基準で「糖尿病型」かどうかを確認し，症状，臨床所見，家族歴，体重歴などを参考に総合判断する．糖尿病以外でも一過性に高血糖をきたすことがあり，複数回の測定により高血糖を確認する．

　空腹時血糖とは空腹時の静脈血漿中のブドウ糖

糖尿病型の判断基準	
空腹時血糖	126 mg/dL 以上
ブドウ糖負荷試験2時間値	200 mg/dL 以上
随時血糖	200 mg/dL 以上
HbA1c	6.5%以上

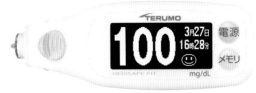

指先などに穿刺器具を用いて少量の出血をさせる．その血液を左の青い測定チップの先端に触れさせることで測定機に取り込む．自動的に測定を開始し，血糖値が表示される．

血糖測定器

の量で，正常値は100 mg/dL以下である．ブドウ糖負荷試験（OGTT）とはブドウ糖75 gを服用したのちの血糖の推移をみる試験で，2時間値は服用2時間後に採血して得られた値である．耐糖能を測定する．正常値は140 mg/dL以下である．随時血糖とは食後からの時間を決めない状態で測定した血糖値である．

HbA1c（ヘモグロビン・エイワンシー）とは，ブドウ糖と結合したヘモグロビンの割合である．血液中のHbA1c値は，赤血球の寿命の半分くらいにあたる時期の血糖値の平均を反映する．すなわち1〜2か月前の血糖の状態を推定できる．

歯科治療時の注意点

糖尿病患者は，術前の血糖管理が重要となる．歯科治療は緊急時を除き，血糖値がコントロールされ，正常な代謝状態であるときに行う．血糖の推移，低血糖発作の有無などを聴取しておく．局所麻酔薬に配合されている血管収縮薬のアドレナリンは血糖上昇作用があるので留意する．

糖尿病患者は感染しやすく，創傷治癒しにくい．手術（抜歯を含め）を受ける際は十分な感染対策が必要である．

急性増悪時の対応

糖尿病患者の血糖が下がり過ぎて低血糖となる

ことがある．歯科治療前を理由に食事を抜く患者は多く，血糖降下薬などをそのまま服用すると生じる．低血糖は重篤な脳の後遺症が残ることがあり見逃してはならない．

低血糖は「はひふへほ」で判断する．

は：腹が減る
ひ：冷や汗
ふ：ふるえ
へ：変な動悸
ほ：放置で昏睡

低血糖を疑うときは血糖を測定するが，測定機器がないときは，ブドウ糖10 gあるいは砂糖20 g，ないしは同等の糖分を含む市販飲料を服用させる．たとえ低血糖でなくても（高血糖であったとしても）糖の投与に大きな害はないので，疑われるときは積極的に投与する．なおα-グルコシダーゼ阻害薬服用患者は砂糖を服用しても十分吸収されないのでブドウ糖を服用させる．

高血糖では高血糖緊急症による意識レベルの低下，けいれん，振戦などがみられることがある．対応にはインスリン投与前の脱水補正など専門的な管理が求められる．高血糖緊急症が疑われたら，ただちに必ず救急車により専門医療機関へ搬送する．

13 バイタルサイン

生命活動により生まれる現象

バイタルサイン（生命徴候）とは，生命活動により生まれる現象，すなわち，人間が健康な状態で生きていることを証明する標となるものである．脈拍，呼吸，血圧，体温，酸素飽和度などがある．意識（JCS p.13 参照）を入れる場合もある．全身管理の基本になる指標であり，確実に把握できなくてはならない．

脈　拍

脈拍の触診は，一般的には橈骨動脈上に第2指，第3指，第4指の3本の指を置き，触診する．状況により頸動脈，上腕動脈，大腿動脈，足背動脈などでも行われる．

脈拍数の正常値は，成人では60〜100回/分，小児では，正常でも頻脈傾向である．100回/分以上を頻脈，60回/分以下を徐脈という．頻脈は，健康人でも運動後や緊張時などにみられ，甲状腺機能亢進症や頻脈性不整脈でもみられる．健康人で

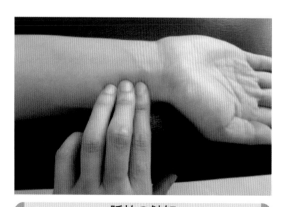

脈拍の触知

も睡眠時や運動選手などに徐脈がみられることがある．そのほか，頭蓋内圧亢進，甲状腺機能低下症などでみられる．歯科治療時の偶発症である血管迷走神経反射の発作時には，高度の徐脈がみられる．

呼　吸

さまざまな疾患で呼吸数の異常が生じる．呼吸数の正常値は12〜18回/分で，23回までは正常とされる．1回換気量は450 mL 程度である．吸気時間は呼気時間の約1/2であり，閉塞性肺疾患では呼気時間の延長がみられる．健康人の安静時の呼吸でも多少の不規則性がみられるが，極端に不規則なものは異常である．

呼吸系のモニターは，呼吸の有無，適切な呼吸量，適切な呼吸運動からなる．

血　圧

血圧は，循環を知るうえで心拍数と同様に重要な指標である．カフを使って測定する間接法（非観血的）と，カニューレを血管内に留置し，圧を検知する圧センサーに接続して連続的に動脈血を測定する直接法（観血的）とがある．

直接法は，おもに橈骨動脈にカニューレを留置して測定する．連続的な血圧測定が可能なことから，急激な血圧の変化をとらえることができる．血圧測定とともに動脈血の採取が可能で，血液ガス分析や血糖測定などができる．

間接法には，聴診法，触診法，オシロメトリック法，ドップラー法などがある．自動血圧計に応用されているのはオシロメトリック法である．

血圧測定は，正確な手順で行わないと誤差が生じるので，注意が必要である．マンシェットは，成人では通常 12 cm 幅のものが用いられる．非常にやせた人や小児では，上腕の長さの2/3を基準に，適切な幅のマンシェットを選択する．

マンシェットは適切に巻くことが重要である．すなわち，上腕動脈をまず触知し，マンシェットに印がついている場合には，印のある部分が上腕動脈の上にくるようにし，人差し指と中指の2本が入る程度の強さで巻く．マンシェットの幅が狭すぎたり，ゆるく巻いた場合には，測定値は実際の血圧より高く表示される．逆に幅が広すぎたり，きつく巻きすぎると，低値となる．

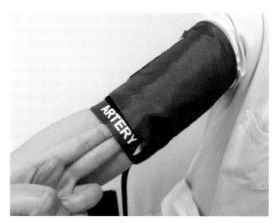

マンシェットの巻き方

体　　温

体内の重要臓器のある場所の温度を核心温度という．具体的には，右心室の流出路の温度と考えてよい．臨床での体温測定は，血管の豊富な場所である口腔内や直腸，太い血管が近くを走行している腋窩などで測定される．最近では，内頚動脈に近いことから，脳温度を測定するために鼓膜温を測定することもある．

腋窩温に比べて，口腔温は 0.2～0.5℃，直腸温は 0.6～1.0℃高い．健康人の腋窩温は 36～37℃で，朝が最も低く，夕方にかけて 0.5～1.0℃高くなる．1日の体温差が 1℃を超えるときは疾患を疑う．

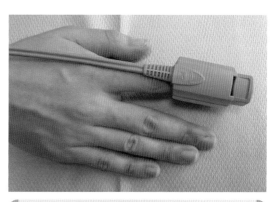

パルスオキシメーター

酸素飽和度

酸素飽和度は，第5のバイタルサインとよばれる．それを測定するモニターとしてパルスオキシメーターがある．

パルスオキシメーターは，非侵襲的に動脈血中酸素飽和度を測定でき，SpO_2で表示される．原理

は，われわれが目で見て判断しているチアノーゼを，一定の波長の光の吸収度を測定することによって定量化したものである．酸化ヘモグロビン（HbO_2）と還元ヘモグロビン（Hb）は，赤色光と赤外光の2種類の光の吸光度がそれぞれ異なる．波長 660 nm の赤色光は，HbO_2よりも還元 Hb に吸収されやすく，逆に波長 940 nm 付近の赤外光は，還元 Hb よりも HbO_2に吸収されやすい．これら2種の光を，別々の発光ダイオードから指先の爪などの光の透過性のよい部分に投射し，その透過光を反対側にある光ダイオードで受け，電流に変える．赤色光と赤外光の吸収度の比（赤色光/赤外光）から，酸素飽和度を測定する．

パルスオキシメーターでは，酸素飽和度，指尖容積脈波（プレチスモグラフ）を同時にみること

ができる．光の透過が障害されると，吸光度も変化する．爪が厚い，変色，皮膚の角化，マニキュアなどにより値が低くなる．一酸化炭素ヘモグロビン，メトヘモグロビンの存在ではSpO_2の値が変化する．94%以上が正常である．

　パルスオキシメーターのプローブは通常，再使用可能な，指にはさむタイプのものが用いられるが，小児や乳幼児など動きが激しい場合には，指に巻きつけるディスポーザブル型がよく用いられる．

　測定上の注意点としては，血圧測定のカフを巻いた腕側で測定すると，カフ加圧時に誤差を生じるため，反対側に装着する．測定原理上，末梢循環が悪い場合には，低値を示す場合がある．また，

濃い色のマニキュアが塗布されていると，正しく測定できない場合がある．同じ指で長時間の連続測定をしないようにする．

モニター

　生体の情報を迅速かつ正確に得るための手段を，モニタリングといい，測定機器をモニターという．モニタリングの目的は患者管理の安全性の向上である．モニタリングの基本は，触診，聴診，視診などの五感によるものであるが，機器を用いることによって生体情報を総合的に判断することができる．

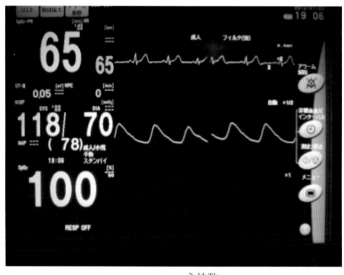

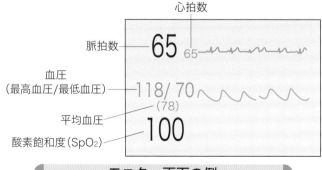

モニター画面の例

呼 吸 器 の 異 常

　呼吸器の異常は，原因により上気道閉塞，下気道閉塞，肺組織病変，呼吸調節の障害の４種に，重症度により呼吸窮迫と呼吸不全とに分類できる．

原因による分類	上気道閉塞	口腔，鼻腔から声門までの閉塞．異物（食物，義歯など），上気道組織の腫脹（アナフィラキシー，喉頭の炎症などによる腫脹）などで起こる． 〈症状〉 　呼吸数の増加，努力呼吸（陥没呼吸，鼻翼呼吸），吸気時の喘鳴^{ぜんめい}（息を吸うときヒューヒュー，ゼーゼー音）など．
	下気道閉塞	声門から肺胞までの閉塞．細気管支炎，喘息などで起こる． 〈症状〉 　呼吸数の増加，努力呼吸（陥没呼吸，鼻翼呼吸），呼気時の喘鳴（息を吐くときにヒューヒュー，ゼーゼー音），喘息は乾性ラ音（呼気時の「ピー」「ヒュー」という聴診音）が特徴である．
	肺組織病変	肺胞－毛細管レベルでの異常．肺炎（細菌，ウイルス，吐物吸引などによる炎症），肺水腫（血液の液体成分が肺毛細管の外へ滲み出した状態）などで起こる． 〈症状〉 　呼吸数の増加，努力呼吸（陥没呼吸，鼻翼呼吸），ラ音（聴診音の異常）など．
	呼吸調節の障害	呼吸数の減少，変動あるいは１回換気量の減少，変動など．薬物中毒，静脈内鎮静法でも鎮静薬の過量投与，頭蓋内圧亢進などで起こる． 〈症状〉 　不規則な呼吸パターン，不十分あるいは不規則な呼吸の深さなどである．

重症度による分類	呼吸窮迫	呼吸異常はあるが，呼吸不全の徴候まではみられないものをいう．
	呼吸不全	血液の酸素化，あるいは換気が不十分な状態である．頻呼吸，呼吸努力の増加，異常な呼吸音，チアノーゼ，酸素投与にもかかわらず酸素飽和度が改善しない，意識レベルの低下などがみられる場合をいう．

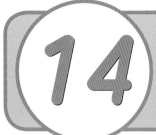

心 電 図

心臓機能の電気的現象

心電図は，心筋の電気的活動を，時間的変化として記録したものである．

心臓に発生した電気的興奮は，同時に伝導体である身体各部に伝わって電場を生じる．この電場（おもに体表）に電極を置いて，微小な心臓の電位の変化を心電計に導いて，図に示すような目に見える曲線にまで増幅して記録する．

刺激伝導系

心臓は洞結節（右心房と上大動脈との間にある特殊な心筋）の規則正しい興奮（脱分極）が心房に伝わり左右の心房を興奮・収縮させ，次いで房室結節，ヒス束，右脚・左脚プルキンエ線維と伝わり左右の心室を興奮・収縮させる．この興奮の伝導経路を刺激伝導系という．

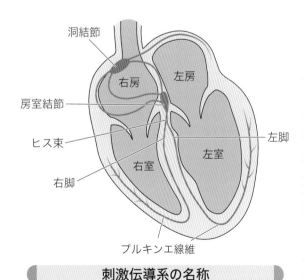

洞結節
右房
左房
房室結節
ヒス束
左脚
右脚
左室
右室
プルキンエ線維

刺激伝導系の名称

心電図の波形とその意味

心電図波形は図のようにP, Q, R, S, Tの各記号で命名される．P波は左右の心房の興奮，QRS波は左右の心室の興奮で生じる．洞結節の興奮は電位が低いので記録されない．T波は心室の興奮が冷めていく過程である．

心電図の適応

心電図は，心臓の機能のうち，自動性，伝導性，興奮性などの電気的現象を表現したもので，収縮・拡張という機械的な動きを直接表現するものではない．

心電図は，心疾患の診断，心疾患の経過観察，手術の前後や術中の観察，心臓以外の疾患で心臓に及ぼす影響の観察や，心臓に対する薬物や電解質の影響をみるために用いられる．

心電図の誘導法

心臓の傷害の部位，程度，範囲などを把握するためには，多くの誘導を用いて，心臓の電気的現象の変化を多角的に検討する必要がある．

誘導法とは，生体の電気を計測するために導く方法であり，標準肢誘導（I，II，III）と，単極肢誘導（aV_R，aV_L，aV_F），胸部誘導（V_1，V_2，V_3，V_4，V_5，V_6）の12誘導が一般的に使用されている．

術中・術後のモニターにはP波が見やすく，不整脈も見やすい第II誘導と，心筋虚血を鋭敏にとらえやすいV_5誘導がよく用いられる．

心臓の電気現象を正面（上下左右方向）から見たものが標準肢誘導で，水平面（前後左右方向）

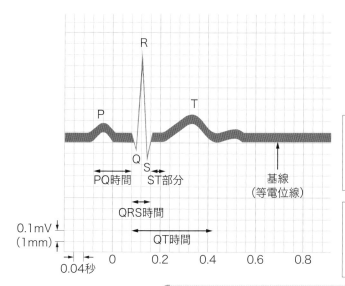

P   ：心房の興奮
QRS：心室の興奮
T   ：心室の興奮がさめていく過程

横軸：時間（秒）
　　　1 mm = 0.04 秒　→2.5 cm = 1 秒
縦軸：mV（ミリボルト）
　　　1 mm = 0.1 mV

心電図波形

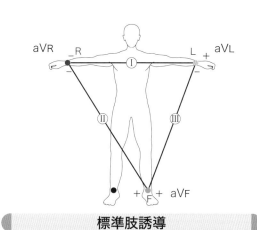

標準肢誘導

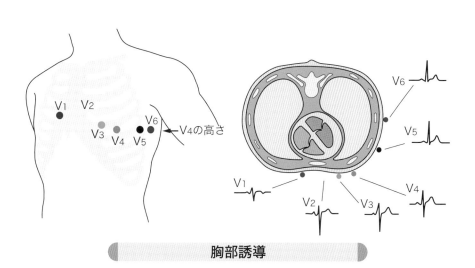

胸部誘導

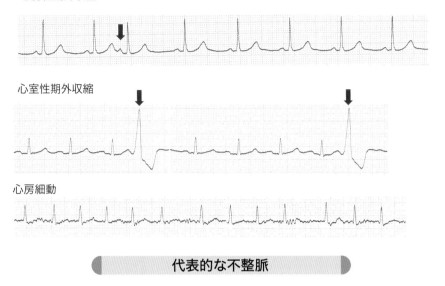

心房性期外収縮

心室性期外収縮

心房細動

代表的な不整脈

の変化を見たものが胸部誘導と考えることができる.

不 整 脈

　不整脈とは, 心臓の拍動のリズムが不規則であったり, 極端に頻度が高かったり少なかったりする状態をいう. 心臓は刺激伝導系により心房・心筋が規則正しく収縮している. 不整脈はその興奮の流れや異常によって生じる.

　不整脈は脈拍の触知によって, リズムの変化および脈圧の強弱である程度知ることができるが, 正確に診断するためには心電図検査が必要となる. 代表的な不整脈を図に示す.

　心房性期外収縮とは, 心房が洞房結節からの興奮とは関係なく, 興奮・収縮するものである. 矢印のP波が心房性期外収縮で, 通常のP波よりも早く生じている. 心房の興奮は房室結節などを経て心室を興奮・収縮させるので, QRS波も通常より早く生じている.

　心室性期外収縮とは, 心室が洞房結節からの興奮とは関係なく, 興奮・収縮するものである. 興奮伝導経路の関係でQRS波の幅は広いが, 血液の拍出量は減少している. 多発したり形の違う波形が出現したりした場合は致死的となりうる.

　心房細動とは, 心房の筋肉が1分間に200〜300回, 無秩序に収縮している状態である. 本来規則正しく生じるはずのP波が消失し, 細動波と呼ばれるギザギザの波が不規則に多数生じている. 心室の収縮が不規則となるのが特徴である.

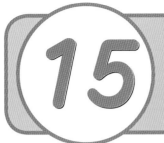

15 臨床検査

十分な臨床検査項目を選択, 実施

血液検査

■血液型, 末梢血液検査

〈血液型〉

ABO 式による血液型の判定, Rh 式の抗原検査

〈赤血球数〉

赤血球数の異常は, 貧血か多血症のいずれかを意味する.

〈ヘマトクリット値〉

全血液量に対する赤血球の容積比(%)を示す.

貧血の程度により減少. 男性では 42%以下, 女性では 36%以下で貧血と判断される.

〈ヘモグロビン値〉

血色素といい, 貧血の判断に最もよい指標となる. ヘモグロビン (Hb) と表す.

〈白血球数〉

顆粒球 (好中球, 好酸球, 好塩基球), 単球 (マクロファージ) およびリンパ球に分類され, 炎症やアレルギーで増加する. 白血球数が 10,000/μL を超えたら急性炎症を疑う.

〈血小板数〉

内因性の凝固因子とともに止血機構に重要な働きをしており, 動脈硬化に関係があるとされる.

■出血性素因に関する検査

〈PT, APTT, PT-INR〉

PT (プロトロンビン時間):被検血漿に組織トロンボプラスチンおよびカルシウムイオンの混合液を添加して外因性凝固因子, プロトロンビンおよびフィブリノゲンの凝固活性を総合的に判断する.

APTT (活性化部分トロンボプラスチン時間):トロンボプラスチンは血液凝固の第III因子で, 血液が凝固しにくくなると, この時間が延長する.

ワルファリンの効果判定にも使用される. 血友病などでも延長する.

PT-INR:プロトロンビン時間の国際標準比である. PT が延長すれば上昇する.

■血清電解質

〈Na:ナトリウム〉

血清ナトリウムの異常は, 浸透圧の異常につながる.

〈K:カリウム〉

カリウムは体内に 3,000 mEq も含まれており, 体内に存在するイオンのなかでは最大である. おもに細胞内に分布する.

〈Cl:クロール〉

大部分が細胞外液にあり, NaCl として採取され, 尿中に排泄される. 塩分の過剰摂取で増加し, 嘔吐や呼吸性アシドーシスで減少する.

■肝・胆道系の検査

〈AST:GOT〉

肝細胞の崩壊に応じて血中濃度が上昇する. そのほか心筋梗塞, 骨格筋崩壊でも増加する. 急性肝炎, 慢性肝炎, アルコール性肝炎や脂肪肝で上昇する.

〈ALT:GPT〉

AST と同様に, 肝細胞の崩壊に応じて血中濃度が上昇する.

〈LDH:乳酸脱水素酵素〉

肝細胞以外にも存在し, 肝細胞との特異性は低

い．心筋梗塞，悪性腫瘍，白血病，溶血性貧血，骨格筋疾患などでも上昇する．

〈ALP：アルカリホスファターゼ〉

腎や小腸，骨に大量に存在する．骨の成長期や骨形成疾患，肝胆道疾患や肝癌でも上昇する．

〈ChE：コリンエステラーゼ〉

血清アルブミンと相関することから，肝臓でのタンパク合成の指標となる．

〈血清ビリルビン〉

ビリルビンは生体内色素で，赤血球の崩壊による血色素からつくられる直接ビリルビンと間接ビリルビンとに分けられる．肝炎，肝硬変，胆汁うっ滞により直接ビリルビンが上昇し，溶血により間接ビリルビンが上昇する．どちらが増加しても黄疸が生じる．

〈γ-GTP〉

γ-グルタミルペプチドを加水分解し，ペプチドやアミノ酸に転移する酵素．アルコール性肝炎，胆汁うっ滞で増加する．アルコール摂取量に相関する．薬物性肝障害で上昇する．

■腎機能検査

〈BUN：血中尿素窒素〉

血清中の残存濃度は，腎機能の指標となる．

〈Cr：クレアチニン〉

血清クレアチニンに最も影響するのは腎の排泄機能であり，腎血流量，とくに腎糸球体ろ過値の低下により増加する．

〈Ccr：クレアチニンクリアランス〉

クレアチニンは糸球体でろ過され，尿細管では再吸収されないので，クレアチニンクリアランスは糸球体血流量，排泄機能の指標となる．

■その他の生化学検査

〈CPK：クレアチニンホスホキナーゼ〉

骨格筋のエネルギー代謝に大きな働きをしてい

る酵素である．悪性高熱症，心筋梗塞，運動負荷で上昇する．

■感染症の検査

感染症の検査としては，梅毒血清反応（ガラス板反応，TPHA），肝炎ウイルス検査（HBs抗原，HBs抗体，HCV抗原，HCV抗体）などがある．

呼吸機能検査

■%肺活量

肺活量を，性別，年齢，身長によって計算した予測値で割った数値の%表示を%肺活量という．80%以下を拘束性換気障害といい，肺容積の減少で起こる．肺の弾性力の低下，肺容量の減少，呼吸筋力の低下など．

■1秒率（$FEV_{1.0}$%）

肺活量を測定するときに，最初の1秒間に全体の何%を呼出するかの値．70%以下を閉塞性換気障害といい，気道狭窄による通過障害で起こる．慢性気管支炎，気管支喘息，COPDなど．

閉塞性換気障害と拘束性換気障害が重なった場合，混合性換気障害とよぶ．

なお%FEV_1については10章（COPD）参照．

尿検査

色調，尿量，尿比重，尿糖，尿タンパク，潜血，pH，尿ビリルビン，尿ウロビリノーゲン，ケトン体など．

そのほか，心電図検査，胸部エックス線検査も行う．

近年，超高齢社会の進展とともに，生活習慣病が増加することにより，歯科を受診する患者の多くが全身疾患を合併するようになってきた．また，歯科治療においても高度化，多様化が進み，歯科インプラントに代表されるような侵襲度の高い歯科治療も増加している．このような患者要因に，歯科治療中の過度なストレスが加わることによって，以前よりも歯科医院内での全身的偶発症がより発生しやすい環境になっていると考えられる．

歯科治療時，患者の全身状態の変化を把握するために血圧，脈拍，経皮的酸素飽和度を経時的に監視したほうがよい疾患は，高血圧性疾患，虚血性心疾患，不整脈，心不全，脳血管障害，気管支喘息，慢性気管支炎，COPD，糖尿病，甲状腺機能低下症，甲状腺機能亢進症，副腎皮質機能不全，てんかん，慢性腎臓病，人工呼吸器を装着している患者，在宅酸素療法を行っている患者である．

全身的偶発症の種類

歯科治療時の全身的偶発症は，大きく次の2つに分類される．

■全身疾患の合併と無関係に発生する場合

血管迷走神経反射（36章），過換気症候群（37章），局所麻酔薬中毒，薬物アレルギー，誤飲および誤嚥など．

■何らかの全身疾患があり，歯科治療中のストレスが原因で急に症状が悪化する場合

注意すべき全身疾患には高血圧，虚血性心疾患，糖尿病，甲状腺疾患，喘息など．

対　策

歯科治療時に発生する全身的偶発症を迅速に判断して，適切な処置を施すことが重要である．ただし，知識だけでなく，器具・器材など，設備的にも十分な準備をする必要がある．

緊急事態に対処する手順としては日本蘇生協議会が示すガイドラインに沿ったBLS（一次救命処置）を参考にし，定期的に講習会に参加することが望ましい．また，院内でも日ごろから緊急時の対応をマニュアル化し，トレーニングの実施や器具・器材の点検を行っておく．

準備すべき器具・器材

・AED（自動体外式除細動器）
・バックマスク器具
・酸素吸入器
・喉頭鏡・マギル鉗子
・モニター機器
・救急薬剤　など

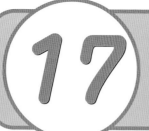

小児と麻酔

小児の解剖，生理学的特徴について把握する

同じ身長・体重であっても，小児と小柄な成人は解剖学的・生理学的に異なる．それを念頭に麻酔管理を行う必要がある．

解剖・生理学的特徴

成人の喉頭位置は第6頚椎付近にあるが，新生児では第3〜4頚椎の位置にある．そのため，喉頭展開操作では，おおむね浅い位置で声門が直視できる．小児は成人と比較すると声門下の輪状軟骨部が狭くなっており，気管チューブのカフが当たる位置でもあり，浮腫を起こしやすい部分でもある．そのため，小児の気管チューブは，カフのないものが多用されている．

小児は，肺のコンプライアンスが低く，気道抵抗は高く，横隔膜主体の呼吸となる．

麻酔管理

絶飲食

体重あたりの体表面積が広く，不感蒸泄も多い．さらに，腎機能が未熟なため尿量も多い．成人のように術前日から飲水食を禁止すると，麻酔前に低血糖や脱水が進行する．年齢が低いほど絶飲食の時間を短くする必要がある．

前投薬

前投薬は，乳児には使用しないことも多い．幼児以上では，静脈注射や筋肉注射により前投薬が困難なときは，内服で行う場合もある．その場合には，経口摂取を考えなければならないため，坐薬を使用することもある．

導 入

麻酔前の静脈確保が困難な場合が多い．セボフルランなど気道刺激が少なく，導入が速い吸入麻酔を使用する．

維 持

小児の吸入麻酔薬の最小肺胞濃度（MAC）は成人より高く，多くは成人より高めの濃度で維持する．また，オピオイド鎮痛薬のフェンタニルやレミフェンタニル，非脱分極性筋弛緩薬ロクロニウムの使用も可能である．

小児は脱水になりやすく，十分な輸液管理と尿量のモニタリングが必要となる．

覚 醒

覚醒時，小児は暴れることが多く，嘔吐しやすく，気道閉塞や喉頭痙攣を起こしやすい．また，気管に挿入されている気管チューブの長さが短いため，自己抜管を起こしやすい．そのため，抜管に際しては，とくに注意を要する．覚醒前には十分酸素化し，胃管を挿入し，内容物を吸引する．抜管時は，側臥位にするなどの工夫が必要となる．

術後管理

小児は，術中低体温になりやすく，細かい体温管理が必要になる．術後も体温測定を行い，必要ならば加温を行う．

⑱ 障がい者と麻酔

障がい者の特徴をふまえたうえで行う

通常の歯科治療が困難な歯科的障がい者は，知的障がい，自閉症，脳性麻痺，精神疾患，四肢機能不全，異常絞扼反射（異常嘔吐反射）など多岐にわたり，麻酔は，これらの特徴をふまえたうえで行う必要がある．

既往歴の聴取は，保護者や施設からの問診が主体となるが，てんかんや心疾患を合併していることも多く，運動機能や投薬内容を含め，より詳しく行う必要がある．かかりつけ医からの情報も参考になる．

麻酔管理

知的障がい患者は，環境への適応力が低く，入院下の管理は困難なため，日帰り全身麻酔が多用されている．しかし，術後の合併症に伴う全身管理や術後出血など局所における管理が必要な場合には，適応にはならない．また，急に入院が必要になったときにも対応が可能なように，設備や他病院との連携を整備しておく必要がある．

前投薬

入室時の興奮を避けるため，前投薬は積極的に使用する．抑制しての筋肉内投与や静脈内投与は不快な記憶として残り，あとの来院を困難にさせることがあるので，ミダゾラムやジアゼパムなどのベンゾジアゼピン系薬物の経口投与がよい．

導入

麻酔前の静脈確保が困難な場合が多い．セボフルランなど，気道刺激が少なく，導入が速い吸入麻酔を使用する．

維持

日帰り麻酔の場合には，ドロペリドールなど長時間作用する麻酔薬は避ける．オピオイド鎮痛薬のフェンタニルやレミフェンタニル，非脱分極性筋弛緩薬ロクロニウムの使用は可能である．

麻酔が長時間に及び，3時間を超えると術後合併症の確率が上がるため，治療は数回に分ける必要がある．術後の誤嚥のリスクを軽減するためにも，胃管を挿入しておくことが望ましい．

覚醒

気管チューブは，完全覚醒まで抜管しないのが原則であるが，多くの場合，気管チューブの刺激のため暴れる．そのため自発呼吸がしっかりしており，胃内容がしっかり吸引できた状態で抜管する．抜管後は回復体位とする．

術後管理

覚醒後，安静状態の維持はむずかしく，酸素投与や点滴や導尿カテーテルの留置は困難なことが多い．そのため，早期の覚醒，離床，帰宅が可能な麻酔法を選択する．

経口摂取についても，できるだけ早期に開始できるように配慮する．

帰宅に関しては，次のことに注意する．

- バイタルサインに異常が認められない．
- 悪心，嘔吐，発熱，出血，疼痛などの合併症がない．
- 経口摂取，歩行，排尿などの日常の基本的行動が行える．
- 帰宅後の状態を監視できる介助者の存在

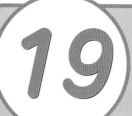

高齢者と麻酔

高齢者の解剖学的特徴と治療時の注意点

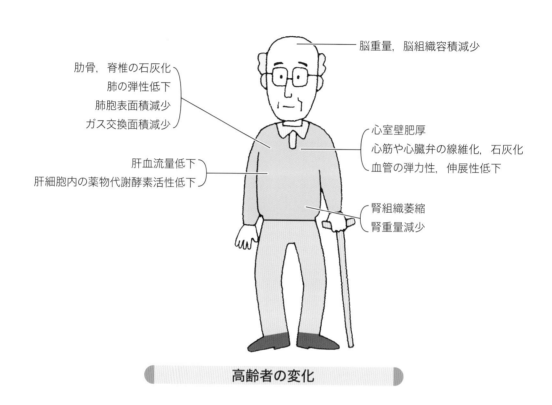

脳重量，脳組織容積減少

肋骨，脊椎の石灰化
肺の弾性低下
肺胞表面積減少
ガス交換面積減少

心室壁肥厚
心筋や心臓弁の線維化，石灰化
血管の弾力性，伸展性低下

肝血流量低下
肝細胞内の薬物代謝酵素活性低下

腎組織萎縮
腎重量減少

高齢者の変化

現在日本は，29.1%が65歳以上と推計されている（2021年，総務省推計）．このため，歯科治療時に高齢者と接する機会は多い．高齢者は若年者に比べ，全身臓器の機能低下やさまざまな解剖学的・生理学的変化がみられ，機能的予備力は低下する．また，高齢者は有病率が高く，なんらかの基礎疾患を有していることが多い．さらに，複数の基礎疾患を併有していることも少なくなく，高齢者の特性を知ることはきわめて重要である．

解剖・生理学的特徴

▨ 呼吸器系

肋骨や脊椎は石灰化し，肺の弾性低下，肺胞表面積減少，ガス交換面積減少がみられる．咽頭や気管の直径が増加するため，解剖学的死腔は増加し，さらに，肺胞死腔も増加する．呼吸機能検査では，1秒率，1秒量ともに低下し，呼吸予備力は低下する．また，機能的残気量は増加する．

▨ 循環系

心室壁（とくに，左室）は肥厚し，心筋や心臓

の弁は線維化や石灰化がみられる．刺激伝導系では，伝導経路の萎縮や，洞房結節の線維化が起こる．心血管系の予備力低下，負荷やストレスに対する順応性や適応性の低下，さらに，カテコールアミンに対する反応性低下がみられる．

　血管の弾力性，伸展性の低下がみられる．大動脈の伸展性低下により，収縮期血圧上昇，拡張期血圧低下が生じ，脈圧は増大する．圧受容体反射機能は低下し，起立性低血圧を起こしやすくなる．

■神経系
　脳重量，脳組織容積は減少し，脳血流量，脳代謝量，神経伝達物質も減少する．

■腎機能
　腎組織は委縮し，重量も減少する．腎皮質では腎血流量，腎血漿流量増加，糸球体ろ過値（GFR）の減少が起こる．髄質では，尿濃縮能，希釈能ともに低下する．

■肝機能
　肝血流量，肝細胞内の薬物代謝酵素活性低下がみられる．

■薬物代謝
　作用時間延長，排泄遅延が生じ，薬物半減期も延長する．また，薬物に対する感受性が増加し，副作用が現れる場合が多くなる．

歯科治療時の注意点

・治療前に問診や臨床検査により，全身状態を十分に把握しておく．必要であれば，病状について対診を行う．

・全身疾患を有する患者では，モニター(血圧計，心電計，パルスオキシメーター)を装着しながら歯科治療を行い，常に監視する．

・精神的，身体的，局所麻酔時施行時のストレスにより循環変動をきたしやすいため注意する．

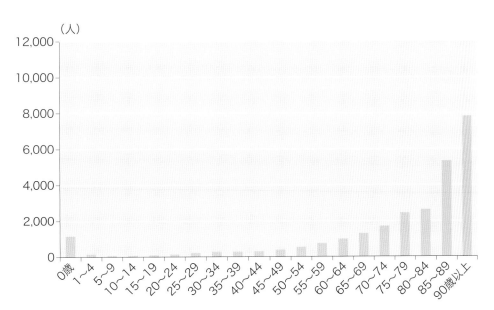

高齢者は，さまざまな合併症をもっている．医療機関への入院率を年齢別にグラフにすると，65歳以上では，年齢が高くなるにつれて急速に入院率が高くなることがわかる．

◆ 年齢階級別にみた入院受療率（人口10万対）

（厚生労働省　2020年）

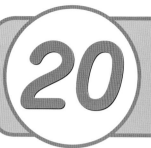

妊婦と麻酔

生理学的変化と治療時の問題点

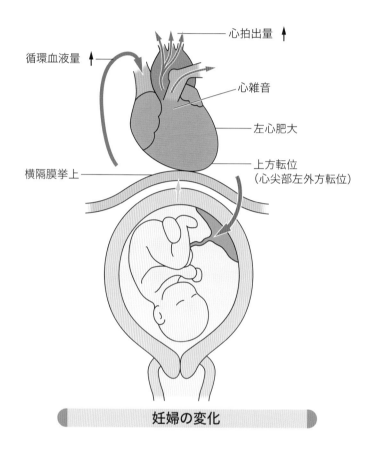

妊婦の変化

妊娠により，母体には生理学的・解剖学的になんらかの変化が生じる．この変化がさまざまな現象を引き起こす可能性がある．しかし，妊婦が歯科治療を必要とする機会は多く，妊婦の生理学的・解剖学的特性を知ることは，歯科医師はもちろんのこと，歯科医療を担う歯科衛生士にとってもきわめて重要である．

生理学的変化

▓ 循環・血液系

循環血液量は，妊娠 12 週より増加しはじめ，妊娠中期に急激に増え，35％増加する．循環血漿量は 50％，血球量は 20％増加するため，希釈性貧血が生じる．心拍出量も妊娠 8〜10 週より増加しはじめ，40〜50％増加する．子宮による下大静脈，大動脈の圧迫により心臓への静脈還流が減少する

ため，妊娠8か月以降，仰臥位では，側臥位に比べて心拍出量は10～20％，妊娠末期では30～50％も減少する．

フィブリノーゲン，凝固因子（Ⅶ，Ⅷ，Ⅸ，Ⅹ，Ⅻ）は増加し，線溶系は低下しているため，凝固能は亢進を示す．妊娠中は一過性の血管内凝固が生じており，血栓塞栓症が起こりやすい．

▓ 呼吸器系

横隔膜の挙上により機能的残気量は減少し，妊娠末期には酸素消費量増加（20％），肺血流量増加がみられる．慢性の過換気状態となり，呼吸中枢のCO_2に対する感受性が増大し，呼吸性アルカローシスとなる．短頸で，前胸部が突出しているため，喉頭展開が困難である可能性が高い．

▓ 消化器系

プロゲステロンによる胃内容空虚時間の延長，胃食道接合部の伸展による機能不全のため，45～70％に胃内容の逆流や食道炎が生じる．

▓ 腎機能

有効腎血漿流量および糸球体ろ過率は増加し，クレアチニン，BUN，尿酸は低下する．体内総水分量は6～8L増加し，下肢や全身の浮腫を生じやすい．

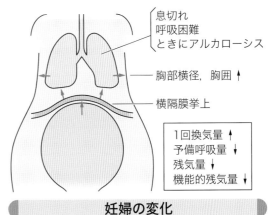

妊婦の変化

（文献1）より）

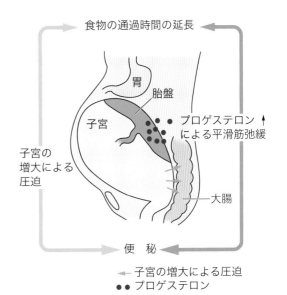

妊婦の変化

歯科治療時の問題点

妊娠初期は流産を起こしやすい時期であり，応急処置にとどめる．

歯科局所麻酔薬は脂溶性が高く，胎盤へ移行しやすい．とくに，プリロカインはタンパク結合力が低く，胎盤通過性が高く，母体よりも胎児の血中濃度のほうが高くなる．また，フェリプレシンの大量投与により子宮収縮作用をもたらす．

妊娠4～15週の時期は，胎児の重要臓器が発生，分化するため，催奇形性を起こす可能性が高い．胎盤通過性のある薬物を投与する際には，十分な注意が必要である．妊娠4週とは最終月経から4

週間目であり，患者自身が妊娠に気づいていないことが多い．

また，妊娠8か月以降に仰臥位をとると，心拍出量が減少し，血圧低下を認める場合があり，仰臥位低血圧症候群とよぶ．この場合は，左側臥位（左を下に横に向ける）にすることで妊娠子宮を側方に移動させ，下大静脈への圧迫を解除できる．

不安や疼痛は子宮血流低下をきたすので，注意が必要である．

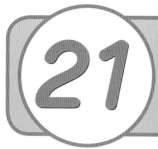

筋肉内注射（筋注）法

部位と手順

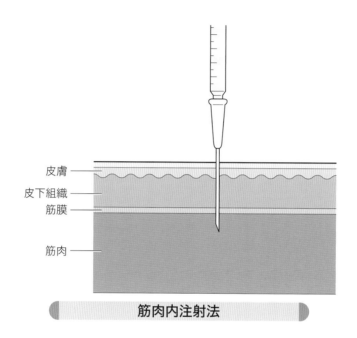

筋肉内注射法

筋肉内注射

　筋肉内注射（筋注）法は，筋肉内に薬液を注入する方法である．皮下注射より薬物の吸収が早く，注射後約3分で70～80％の薬物が吸収される．

注射部位

　上腕（三角筋），殿部（中殿筋）がよく用いられる．三角筋は皮膚も筋肉も薄いので，針は約2cmも入れば筋層に達する．近くに動脈が走っているので注意する．

筋肉内注射実施の手順

① 注射針は21～23Gを使用する．
② 注射部位をアルコール綿で消毒する．
③ 注射部位の周りの皮膚を，一方の手で引っ張るように緊張させる．
④ 注射器は，ペンを持つように保持し，皮膚面に直角に，素早く針を刺す．
⑤ しびれ，血液の逆流がないことを確認する．
⑥ 薬液をゆっくり注入する．
⑦ 注入し終わったら素早く針を抜き，アルコール綿で注射部位を押さえる．
⑧ 注射部位をマッサージし，薬液の拡がり，吸収を促す．

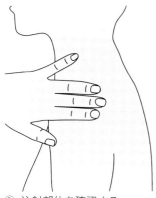

① 注射部位を確認する.
三角筋の場合は,肩峰から
3横指下方の中央である.

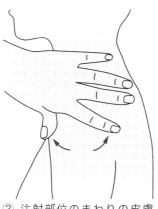

② 注射部位のまわりの皮膚
を,一方の手で引っ張るよ
うに緊張させる.

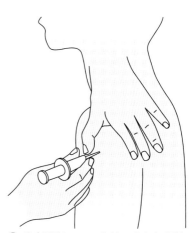

③ 注射器は,ペンを持つように保持
し,皮膚面に直角に,素早く針を
刺す.

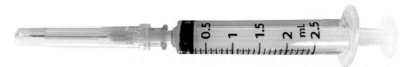

筋肉内注射実施の手順

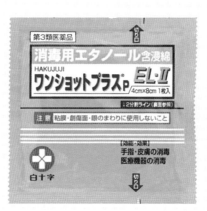

注射器＋23G,アルコール綿

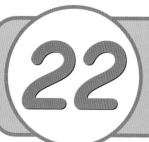

静脈注射（静注）法

迅速かつ強力で，効果的な薬物作用

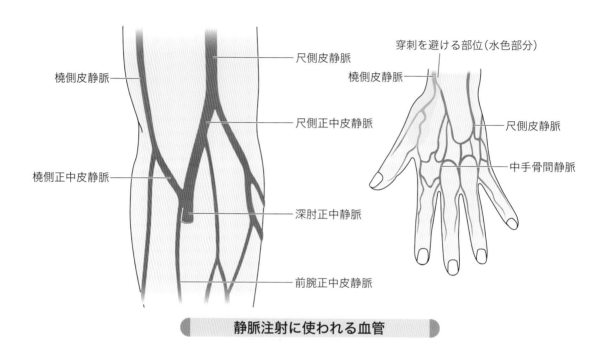

橈側皮静脈

橈側正中皮静脈

尺側皮静脈

尺側正中皮静脈

深肘正中静脈

前腕正中皮静脈

穿刺を避ける部位（水色部分）

橈側皮静脈

尺側皮静脈

中手骨間静脈

静脈注射に使われる血管

　静脈注射法は，静脈内に直接薬液を入れる方法である．薬物作用は迅速かつ強力で，最も効果的である．1回のみの薬液注入と，持続注入（点滴静脈注射）とがある．

注射部位

　表在性の静脈はすべて適応となるが，通常は，前腕肘窩あるいは手背の表在静脈を用いる．

実施の手順

　患者は座位か，臥位とする．
　注射針は 21～23 G を用いる．
　細い静脈には翼状針が使いやすい．
① 注射部位より中枢側で駆血帯を締め，静脈が浮き出るのを待って，穿刺しやすい静脈を決める．
② 注射部位をアルコール綿で消毒する．
③ 注射針の切り口を上方に向け，皮膚面に対して約15～20度の角度で皮膚を穿刺する．このとき，もう片方の手の母指で静脈を手前に引っ張り，固定すると血管が逃げにくい．

皮膚を刺して，次に静脈を穿刺する．血管内に針が入ると，針が血管壁をプスンと突き抜ける感触があり，血液の逆流がみられる．

針先が血管から抜けないように針をわずかに進める．

④ 駆血帯をはずし，母指で注射針と針の接合部を固定し，患者の腕を把持しながら薬液を注入する．

点滴，留置針（翼状針）の場合には，針をテープで固定する．カテーテルをループにしてテープで止め，固定を強化する．

薬液の注入は，ゆっくり行う．

注入が終わったら，素早く針を抜き，アルコール綿でしばらく押さえ，止血したら絆創膏を貼る．

注意点と留意点

・患者さんを間違えていないか．
・投与方法を間違えていないか．
・患者さんに，薬液をどこから打ち，どんな副作用があるか説明し，理解してもらう．
・無菌的に行うことを心がける．
・血管や神経に接近した部位に注射しているため，患者の訴え，症状に注意する（左図の手の水色の部分は，とくに注意する）．

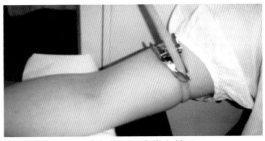

① 注射部位より中枢側に駆血帯を締める．患者には母指を中にして手を握ってもらう．

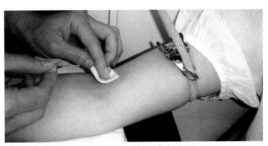

② 注射部位をアルコール綿で消毒する．

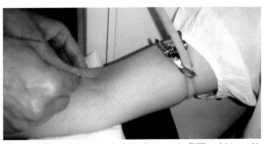

③ 注射針の切り口を上方に向け，皮膚面に対して約15〜20度の角度で皮膚を穿刺する．このとき，もう片方の手の母指で静脈を手前に引っ張り，固定すると血管が逃げにくい．

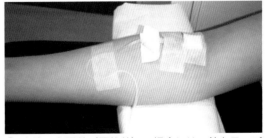

④ 点滴，留置針（翼状針）の場合には，針をテープで固定する．カテーテルをループにしてテープで止め，固定を強化する．

静脈注射実施手順

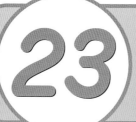

23 吸入鎮静法

患者の精神的緊張を和らげる

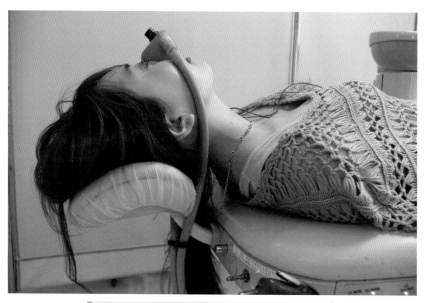

鼻マスク

歯科治療は，治療による痛み，口腔内への器具挿入などにより，患者は不快な気持ちになったり精神的緊張を強いられる．精神鎮静法は，歯科治療中の患者の精神的緊張を和らげ，快適で円滑な歯科治療を行うためのものである．

精神鎮静法は，吸入鎮静法と静脈内鎮静法に分けられるが，本章では吸入鎮静法について述べる．

襲の大きな歯科治療

・高血圧や心臓疾患など，全身疾患を有する患者で，ストレスを最小限にしたい場合

・不随意運動が激しい中枢神経系疾患患者の歯科治療

・行動調整が困難な知的障がい者などの歯科治療

・嘔吐反射が強い患者の歯科治療

適　応

・歯科治療に対して不安・恐怖心が強い患者

・神経質な患者

・局所麻酔下で行われる長時間，または比較的侵

非 適 応

・鼻閉患者，口呼吸患者

・歯科治療の必要性を理解できないため，協力性がまったくない患者

禁　　忌

・妊娠初期の患者
・中耳炎のある患者

使用薬剤

■亜酸化窒素（笑気）の特徴

物理・化学的性質：分子式 N_2O，分子量 44 の，無色，無味の無機ガスである．大気圧，常温では気体で，やや甘い香りがする．ボンベには高圧状態で液体として充塡されており，可燃性はないが，助燃性である．

吸収・排泄：亜酸化窒素は体への吸収がきわめて速く，短時間で血液中の濃度が上昇し，すみやかに鎮静状態を得ることができる．体内ではほとんど分解されず，排泄も速く，吸入を中止すると数分で血液中から消失する．排泄経路は，ほとんどが呼気である．

麻酔・鎮静作用：亜酸化窒素は，低濃度で使用することで意識や協力性を失うことなく良好な鎮静を得ることができる．通常，吸入鎮静法には20～30％の濃度を用いる．

鎮痛作用：鎮痛作用をもつ．

呼吸・循環への影響：精神鎮静法に用いる濃度では，ほとんど影響を及ぼさない．

神経系・造血系への影響：長期間，毎日亜酸化窒素にさらされると，直接的にビタミン B_{12} に影響し，骨髄での造血機能を抑える．

機械，器具

■安全装置

ピンインデックス方式：ボンベや中央配管と吸入鎮静器との間で，亜酸化窒素と酸素の接続ミスが起こらないように，接続ピンの大きさや位置が，両気体間で異なる仕組みになっている．

最低吸入酸素濃度の保障：酸素吸入濃度が20.9％

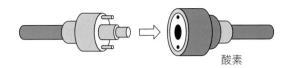
酸素

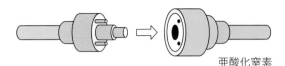
亜酸化窒素

ピンインデックス方式

未満にならないように，酸素濃度が一定値以上を保障する仕組みになっている．

酸素流入停止時の安全対策：吸入中に酸素供給が途絶えると，亜酸化窒素も自動的に供給を中止し，代わりに空気が回路内を流れる仕組みになっている．

高流量酸素供給システム：緊急時に，高流量の酸素を供給できるバルブがある．

種　　類

■持続的流出型吸入器

亜酸化窒素と酸素が一定の流量で持続的に流出し，亜酸化窒素と酸素の混合ガスをリザーバーバッグに留めて患者に吸入させる方式である．

■間歇的流出型吸入器

患者の吸気時に酸素と亜酸化窒素の混合ガスを流出するが，呼気時にはガスの流出が止まる．

■ボンベ

亜酸化窒素ボンベ：ボンベ内は気相と液相が混在している．ボンベの内容量は，圧でなく重量で判断する．ボンベの内圧が減少しはじめたら，内容量は13.4％以下ということになる．

酸素ボンベ：ボンベ内は気相のみである．ボンベの中の酸素容量は圧力に比例する．

■鼻マスク

マスクを装着しながら口腔内の治療ができるように，鼻マスクを用いる．鼻マスクの固定は，専

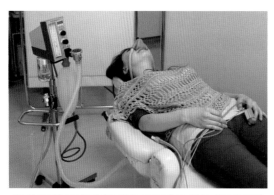

吸入鎮静法を行っているところ

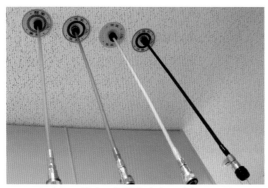

左より，酸素，亜酸化窒素，空気，吸引

ガス配管

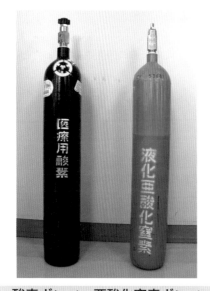

酸素ボンベ，亜酸化窒素ボンベ

配管，ボンベの色				
	酸　素	亜酸化窒素	空　気	二酸化炭素
配管の色	緑	青	黄	なし
ボンベの色	黒	上部青下部灰色	灰	緑

用のヘッドストラップを用いる方法と，マスクについている2本のチューブを締めて固定する方法とがある．

方　法

■術　前

　術前に，患者のバイタルサインを含め，全身状態，既往歴の評価とともに，適応症，非適応症，禁忌症についての評価を十分に行うと同時に，吸入鎮静法の説明を行い，同意を得る．

■術当日の準備

　加湿装置に新しい水を入れ，酸素供給や装置に不備がないことを確認する．血圧，脈拍数，呼吸数など，バイタルサインの測定を行う．体位は，リラックスできるリクライニングポジションで吸入させる．

■術　中

　亜酸化窒素吸入は15%から開始し，以降は患者の反応を観察しながら5%ずつ上げる．「だんだんリラックスしてきますよ」と声をかけながら，ゆっくりと至適鎮静状態が得られるまで吸入濃度を上げていく．通常は20〜30%で維持される．

　吸入停止後は亜酸化窒素投与を中止し，酸素を吸入させ，バイタルサインに異常がないことを確認したあと，転倒防止に配慮しながら待合室まで歩かせる．

■術　後

　10分くらい経過観察を行い，異常がなければ帰宅を許可する．

診療介助

　吸入鎮静法を行っている最中はバイタルサインをチェックし，異常があれば歯科医師に報告する．

　患者が口呼吸している場合には鼻呼吸を促す．患者がリラックスできるように声かけを行う．鎮静状態が至適鎮静かどうか確認する．

地 球 温 暖 化 と 亜 酸 化 窒 素

　地球温暖化といえば二酸化炭素が有名だが，吸入鎮静法に用いる亜酸化窒素も原因となる．亜酸化窒素は二酸化炭素の310倍の温室効果があり（地球温暖化係数を利用），亜酸化窒素1kgは二酸化炭素310kgに相当する．このため，医療現場では，亜酸化窒素を使わない麻酔法が普及したこともあり，徐々に使用量が減少している．

　人為的な亜酸化窒素の最大の発生源は農業である．家畜ふんの堆肥化処理，窒素系肥料の使用で相当量の亜酸化窒素が排泄される．また，燃料の燃焼，たとえば，自動車の運転などでも亜酸化窒素は排泄される．埋め立てられる廃棄物などからも亜酸化窒素は排泄される．

　このため，医療での亜酸化窒素の使用量は微々たるもので影響はないという考えもあるが，削減できるものは削減しよう，という考えもある．

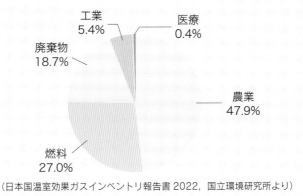

（日本国温室効果ガスインベントリ報告書2022，国立環境研究所より）

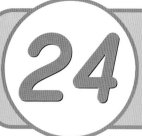 静脈内鎮静法

患者の恐怖心や不安・緊張感を軽減する

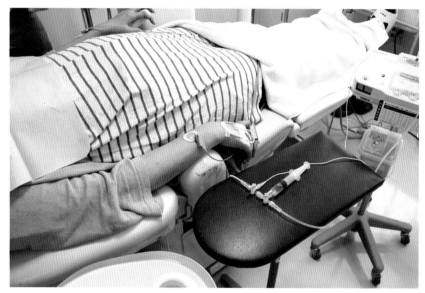

静脈内鎮静法を行っているところ

歯科治療中の過度の精神的緊張状態は，ときに血管迷走神経反射などの全身的偶発症や，重篤な合併症を引き起こす誘因になる．これらを防ぐには，確実な無痛的処置はもとより，精神的緊張をやわらげるための管理が必要となる．

静脈内鎮静法とは，静脈から薬物を投与して，患者の恐怖心や不安・緊張感などのストレスを軽減することにより，円滑・快適かつ安全に患者管理を行う方法である．全身麻酔とは異なり，意識を失わせることなく安静状態を保つレベルを目標とする．

適　応

吸入鎮静法と同じ（p.46 参照）

禁　忌

・妊娠初期の患者
・使用薬物にアレルギーのある患者
・使用薬物が禁忌である患者（重症筋無力症，急性狭隅角緑内障，HIV プロテアーゼ阻害剤および HIV 逆転写酵素阻害剤内服中の患者）

静脈内鎮静法に使用される薬物

分 類	ベンゾジアゼピン系薬物			プロポフォール
一般名	ジアゼパム	ミダゾラム	フルニトラゼパム	プロポフォール
受容体	ベンゾジアゼピン受容体			GABA$_A$受容体のβサブユニット
効 果	鎮静，催眠，抗不安，抗痙攣，筋弛緩			健忘，鎮静，催眠
鎮静適正投与量	0.2～0.3 mg/kg	0.05～0.075 mg/kg	0.01～0.015 mg/kg	1.0～1.5 mg/kg，TCI：1.0～1.5 μg/mL
循環抑制	弱			強
呼吸抑制	弱			強
咽喉頭・嚥下反射抑制	弱			強
拮抗薬	フルマゼニル			なし

薬　物

　静脈内鎮静法にはミダゾラムなどのベンゾジアゼピン系薬物とプロポフォール（25章参照）を，単独あるいは併用で投与することが多い．

　フルマゼニルはベンゾジアゼピン受容体に対する拮抗薬であり，ベンゾジアゼピン系薬物による呼吸抑制や覚醒遅延が生じた場合にそれらの作用を解除するために使用する．

注意が必要な患者

・上気道閉塞に関連する疾患を有する患者（高度肥満，開口障害，小下顎症など）
・胃内容物が残存している患者
・重度の全身疾患を有し，とくに，呼吸循環予備力が低下している患者
・以前の静脈内鎮静法で有害事象の発生した患者
・向精神薬の長期内服治療を受けている患者
・筋ジストロフィー

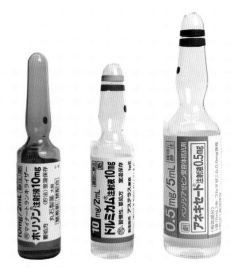

左から　ジアゼパム（ホリゾン®）ミダゾラム（ドルミカム®）
フルマゼニル（アネキセート®）：上記薬物の拮抗薬

静脈内鎮静法に使用する薬剤

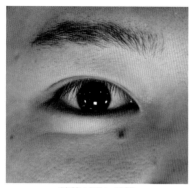
鎮静が浅い状態

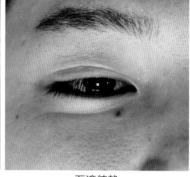
至適鎮静

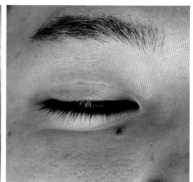
深い鎮静

Verrill の徴候

眼瞼の状態から鎮静度を判定する.

Ramsay 鎮静スコア	
スコア	反　応
1	不安そうでイライラしている，または落ち着きがない
2	協力的，静穏，見当識がある
3	言葉による指示に反応
4	入眠しているが，眉間への軽い叩打または大きい聴覚刺激に素早く反応
5	入眠しているが，眉間への軽い叩打または大きい聴覚刺激に緩慢に反応
6	反応なし

方　法

術　前

　既往歴，常用薬物，家族歴，過去の歯科治療時の不快事項，アレルギーの有無などについて問診し，全身状態を適切に評価する．必要であれば，内科主治医などへの照会を行う．静脈内鎮静法および注意事項について説明を行い，同意を得る．

術当日の確認

　体調，絶飲食の確認を行う．

準　備

　モニター装着，静脈路確保．必要なら酸素投与を併用する．

　鎮静薬，救急薬物を準備する．

術　中

　歯科麻酔科医は，意識の確認，胸郭・呼吸音の観察，経皮的動脈血酸素飽和度，脈拍数，血圧，心電図，麻酔深度（BIS）モニター，終末呼気二酸化炭素濃度などにより全身状態を監視する．鎮静薬の投与，調整を行い，救急事態に備える．

　適切な鎮静深度は，Ramsay 鎮静スコア 2〜3（表）や Verrill の徴候（図）を目安にする．バイタルサインも安定し，呼びかけや軽度の刺激に対して開眼や応答ができる状態を保持することが望ましい．

■ 静脈内鎮静法終了後

帰宅条件（表）が揃えば，帰宅を許可する．

診療介助

■ 健忘効果

鎮静薬投与以降，部分的に記憶が欠如するため，開口指示や注水時には，そのつど，注意を促す．疼痛などの強い刺激や苦痛，尿意があると健忘効果を得られないことがあるため，表面麻酔や開口器の使用を考慮するとよい．排尿は事前にすませておく．治療後の説明も記憶されない可能性があるので，十分に注意して行う．

■ 興奮

鎮静薬の過量投与により，興奮をきたすことがある．不穏，多弁，体動，非協力などが現れるため，治療器具による損傷，診療チェアーからの転落に注意する．

静脈内鎮静法後の帰宅許可の目安	
・バイタルサインが正常で安定している	
・見当識障害がない	
・基本的運動・平衡機能の回復	ふらつきなく歩行できる 閉眼での両脚直立を30秒間維持できる
・観血的処置・手術後の確認	術後出血がない 疼痛が自制できる 嘔気や嘔吐がない

■ 呼吸

呼吸系合併症には最も注意を要する．術中の舌根沈下や気道閉塞には，頭部後屈オトガイ挙上などにより対応する．

■ 嚥下反射

嚥下反射が抑制されるため，誤嚥やむせが起こりやすくなり，的確なバキューム操作が求められる．声かけなどで注意を呼びかけて予防することも重要である．

全身麻酔法と精神鎮静法

全身麻酔法と精神鎮静法（吸入鎮静法，静脈内鎮静法）は，似ているが異なるものである．

全身麻酔法は，薬物によって強制的に患者を眠らせ，寝ているあいだに治療や手術を行う．入眠さえしていれば患者は痛みを覚えていることはないので，どんなに痛い手術でも可能である．つまり，全身麻酔は「薬物による強制入眠」である．

一方，精神鎮静法は，患者の恐怖心を取り除くことにより治療を円滑に行う方法であり，患者は眠らない．吸入鎮静法では亜酸化窒素を吸入することにより生じる多幸感で歯科治療の恐怖感を少なくし，静脈内鎮静法は抗不安薬で歯科治療の恐怖感を少なくする．つまり，精神鎮静法は，「薬物による恐怖感除去」である．

ところが，全身麻酔法には眠らない方法もあり，必ずしも上記の定義だけでは明確に説明できない．全身麻酔法で鎮静薬や抗不安薬を用いることもある．さらに，深鎮静法 deep sedation という，入眠する鎮静法もある．

全身麻酔法と精神鎮静法の違いは，歯科麻酔学の専門家でもなかなか明快には答えられない永遠のテーマである．

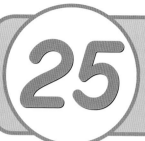

25 全身麻酔薬

中枢神経に対して麻酔作用を発揮する

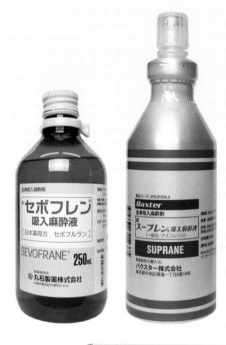

吸入麻酔薬および静脈麻酔薬

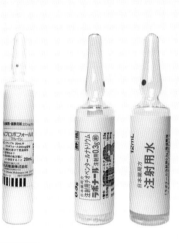

左から，
セボフルラン
（セボフレン® 吸入麻酔薬）
デスフルラン
（スープレン® 吸入麻酔薬）
プロポフォール
（静脈麻酔薬）
チオペンタール
（ラボナール® 静脈麻酔薬）
※ラボナール®は注射用水で溶解
　して用いる

全身麻酔薬とは，中枢神経に可逆的に働いて全身麻酔作用を現す薬物をいう．吸入麻酔薬と静脈麻酔薬に大別される．このほか，筋肉内，直腸内に投与できるものもある．

吸入麻酔薬：麻酔薬は肺胞から血液中に入り，中枢に対し麻酔作用を発現する．

静脈麻酔薬：麻酔薬は静脈路を介して直接血液中に入り，中枢に対し麻酔作用を発現する．

に大別される．

吸入麻酔薬の投与量は％で表示され，吸入気に占める麻酔薬の分圧比を意味する．

吸入麻酔薬の強度は，最小肺胞濃度（MAC）で表示される．MAC値が小さければ，それだけ小さい濃度で麻酔が効いていることになり，強い麻酔薬といえる．また，吸入麻酔薬の特性として血液／ガス分配係数が小さい麻酔薬は，麻酔導入が速い．

吸入麻酔薬

吸入麻酔薬は，常温で気体のガス麻酔薬と，常温で液体の，揮発させて使用する揮発性麻酔薬と

代表的な吸入麻酔薬

亜酸化窒素（笑気）

鎮痛作用がある．麻酔作用は弱く，揮発性麻酔

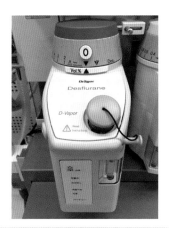

薬と併用して利用される．気道刺激性はなく，軽度の交感神経刺激作用がある．生体内ではほとんど代謝されず，呼気中に排泄される．

欠点として，拡散性低酸素症，閉鎖腔への拡散，環境汚染などがある（吸入鎮静法 p.46 参照）．

セボフルラン（セボフレン®）

日本で最も多く用いられている揮発性麻酔薬である．血液/ガス分配係数が小さいため，導入・覚醒がすみやかで，調節性に優れている．気道刺激性が少なく，気管支拡張作用があるので，喘息患者に安全に使用できる．

デスフルラン（スープレン®）

デスフルランは揮発性麻酔薬で，導入覚醒が速い．気道刺激性が強いため，全身麻酔のマスク導入には用いられない．

静脈麻酔薬

静脈路が確保されていれば可能，複雑な装置を必要としない，導入が円滑・迅速で興奮期がない，気道を刺激しない，空気汚染・環境汚染がないなどの利点がある．

一方，呼吸抑制作用・循環抑制作用が強く，高齢者や血管内容量が減少している患者では著しい低血圧を招く．また，肝・腎障害患者では作用が延長する．

代表的な静脈麻酔薬

プロポフォール

超短時間作用性の静脈麻酔薬である．効果発現が迅速で，麻酔導入・排泄がすみやかである．心血管系を抑制し，心拍出量減少・血圧低下が認められる．鎮痛作用はない．

副作用として，急速静注時の血管痛がある．脂肪乳剤のため，汚染されると細菌が増殖し，感染症を起こす危険性が指摘されている．

バルビツレート

脂溶性が高く，中枢神経へすみやかに分布し，静注後 15〜20 秒で意識が消失する．

交感神経活動抑制作用により，心血管系が抑制，心拍出量の減少・血圧低下が認められる．

急性間欠性ポルフィリン症，気管支喘息患者，アジソン病には注意して投与する．

塩酸ケタミン

催眠と鎮痛 2 つの作用がある．視床・新皮質などは抑制されるが，海馬などは賦活され，解離性麻酔薬とよばれる．心抑制が少なく，血圧が維持されることから，ショック患者に使用されることもある．麻薬指定されている．

オピオイド鎮痛薬

オピオイド鎮痛薬は，オピオイド受容体に作用して鎮痛作用を発揮する．レミフェンタニル，フェンタニルなどがある．

レミフェンタニル

鎮痛効果は，フェンタニルと同等である．持続投与で用いられる．血漿中非特異的エステラーゼにより急速に加水分解を受けるため，投与中止とともに，すみやかに効果が消失する

フェンタニル

鎮痛作用は，モルヒネの 100 倍強力である．単回投与で用いられることが多く，作用は 15〜30 分持続する．

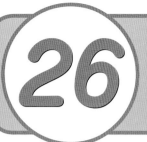

26 筋弛緩薬

気管挿管を容易にし，調節呼吸を可能にする

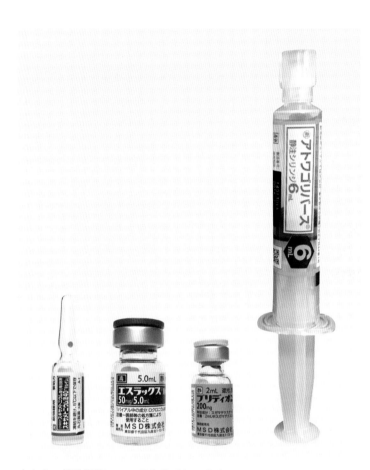

左から　筋弛緩薬　：スキサメトニウム
　　　　　　　　　　ロクロニウム（エスラックス®）
　　　　筋弛緩拮抗薬：スガマデクス（ブリディオン®）
　　　　　　　　　　ネオスチグミン・アトロピン混合液
　　　　　　　　　　（アトワゴリバース®）

筋弛緩薬および筋弛緩拮抗薬

全身麻酔における筋弛緩薬の役割としては，骨格筋を弛緩し，気管挿管を容易にする，全身麻酔時の喉頭痙攣・体動などの抑制，自発呼吸を停止し，調節呼吸を可能にする，などがあげられる．

作用機序

運動神経終末のシナプス小胞から放出されたアセチルコリン（Ach）が，終板のアセチルコリン

受容体に結合し，脱分極し，筋収縮が生じる．受容体に結合したアセチルコリンは，ただちにシナプス間隙に存在するアセチルコリンエステラーゼ（AchE）により加水分解され，再分極するが，再び受容体にアセチルコリンが結合し，脱分極する．この繰り返しにより筋収縮は持続するが，筋弛緩薬は，アセチルコリン受容体にアセチルコリンと競合的に結合することにより筋弛緩が生じる．

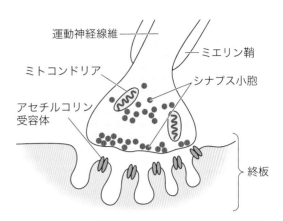

神経筋接合部－終板の模式図

運動神経線維
ミエリン鞘
ミトコンドリア
シナプス小胞
アセチルコリン受容体
終板

■ ロクロニウム

アセチルコリンと競合して受容体と結合することにより受容体を占有し，アセチルコリンによる脱分極を阻害して，神経・筋伝導をブロックする．

■ 非脱分極性筋弛緩薬の拮抗

スガマデクスは，ロクロニウムを包接することにより拮抗を示す．これにより，挿管困難に直面した場合にも，すぐに筋弛緩を拮抗できる．

ネオスチグミンはコリンエステラーゼ阻害薬で，アセチルコリンの分解を抑えることで神経・筋接合部のアセチルコリン濃度を上昇し，非脱分極性筋弛緩薬を受容体から競合的に追い出し，神経・筋伝導を回復させる．アトロピンを同時に投与する．

悪性高熱症

全身麻酔中，突然体温が 15 分間に 0.5℃ 以上の上昇，筋硬直，頻脈，呼気終末二酸化炭素や動脈血二酸化炭素分圧上昇，ミオグロビン尿などがみられ，ただちに治療しなければ死に至る症候群である．悪性高熱症が疑われる場合には，麻酔薬投与を中止し，純酸素投与，冷却，ダントロレン投与，アシドーシスの補正を行う．

認 定 歯 科 衛 生 士 （日本歯科麻酔学会）

医師・歯科医師に専門医がいるように，看護師にも専門看護師がいる．日本看護協会は「認定看護師」の名称で，救急看護など 20 以上の特定の看護分野で，熟練した看護技術と知識を用いて水準の高い看護実践のできる看護師を認定している．

歯科衛生士にも認定歯科衛生士の制度がある．歯科麻酔学・全身管理学の分野では，日本歯科麻酔学会が認定歯科衛生士制度をもっている．同学会の認定歯科衛生士は，歯科診療における全身管理に関連する領域でチーム医療に参加できる知識と技能を有する歯科衛生士と定義されており，研修カリキュラムなどが策定されている．詳細は日本歯科麻酔学会ホームページにある認定歯科衛生士制度規則を参照するとよい．

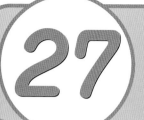

27 輸 液

水分補給と静脈路確保

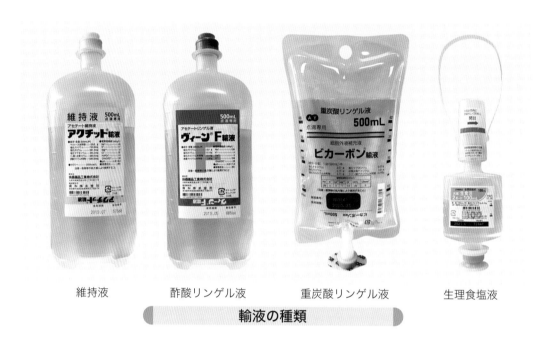

| 維持液 | 酢酸リンゲル液 | 重炭酸リンゲル液 | 生理食塩液 |

輸液の種類

　術中輸液の目的は，まず静脈路確保である．周術期には予測不可能な循環変動，呼吸器系トラブルなどが起こる可能性がある．また，術中に鎮痛薬や抗菌薬などを投与するために必ず必要である．さらに，輸液の目的としては，術前・術中の水分・電解質喪失の補給，出血による循環血液量減少の補給，侵襲による体液分布変化に対する補給，栄養分補給，尿量確保があげられる．

　投与する輸液には，さまざまな種類があり，目的や必要に応じて選択し，投与する．

　維持液：尿や不感蒸泄による生理的な水・電解質の喪失を補うためのもの．おもに術前・術後に用いる．

　細胞外液補充液：細胞外液の喪失を補うものであり，酢酸（乳酸）リンゲル液が最も生理的な補充液である．乳酸イオンは肝臓で代謝され，等量の重炭酸イオンとなる．酢酸イオンは，全身の筋肉で代謝されるため，肝不全，乳酸アシドーシスの状態で使用する際には有利である．また，重炭酸リンゲル液は重炭酸イオンを含有しているため肝疾患や筋疾患患者でも使用することができ，大量急速投与も可能である．

　糖質液：電解質を含まず，糖質は輸液後代謝され，水分と二酸化炭素になるので，水分のみを投与したことになり，細胞内と細胞外に2:1で分布する．

　膠質液：晶質液に比べて高い分子量の物質を含む輸液剤であり，4〜7万の低分子量製剤が用いられている．血漿の補充や血漿膠質浸透圧の維持に用いる．

(28) 輸 血

失われた血液を補う

輸血とは，血液成分を体内に入れる臓器移植の1つである．血液中の赤血球などの細胞成分や，凝固因子などのタンパク質成分が減少したときに，その成分を補充し臨床症状の改善を図る療法である．

輸血の種類

■ 同種血輸血

献血者から採血した血液からつくられた血液製剤を使用する．原材料に由来するウイルスなどの感染や同種免疫による副作用のリスクがある．同種血輸血は副作用があるのできるだけ避けることが望ましいが，輸血をしないと命を失う場合もあり，現代医療にとっては不可欠な療法である．

■ 自己血輸血

患者本人から採血した血液を使用する．免疫反応やウイルス感染がない．おもに待機的手術（予定された手術）において積極的に導入することが推奨されている．

おもな輸血製剤

■ 赤血球製剤

赤血球製剤は，血液から血漿，白血球および血小板の大部分を取り除いたものである．手術によ

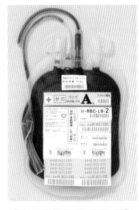 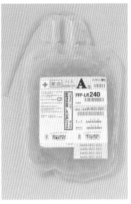

濃厚赤血球　　新鮮凍結血漿

る出血や，慢性貧血の改善に使用される．採血後21日間使用できる．

■ 血漿製剤

血液から出血の防止に必要な各種の凝固因子が含まれる血漿を取り出したもので，採取後−20℃以下で凍結されている．凝固因子の補充に用いる．採血後1年間使用できる．

■ 血小板製剤

血液の止血機能をもつ血小板を採取したものである．血液中の血小板が減少したり，血小板の異常により止血が不十分なために，出血している場合や出血の危険性の高い場合に使用される．採血後4日間使用できる．

29 気管挿管
確実に気道を確保する

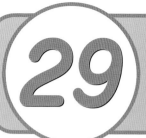

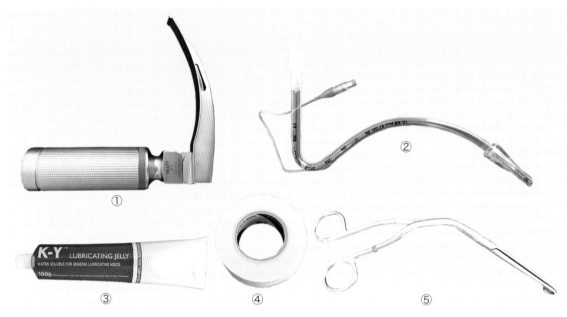

①喉頭鏡：ハンドルとブレードからなり，先端に照明が付いている．マッキントッシュ型がよく使われる．
②気管チューブ：ポリ塩化ビニルまたはシリコンでつくられた中空のチューブ．先端には空気を注入すると膨らむカフが付いている．経口挿管用と経鼻挿管用があり，手術により使い分ける．
③水溶性ゼリー：気管チューブを挿入する際の潤滑剤
④医療用テープ：挿管された気管チューブの固定用
⑤マギル鉗子：気管チューブを把持し，気管内へ誘導する器具
※マッキントッシュ型喉頭鏡による気管挿管が困難な場合は，異なる型の喉頭鏡ブレード，ビデオ喉頭鏡，気管支ファイバースコープ，声門上器具などを使用し気管挿管を行う．

気管挿管に用いる器具

全身麻酔中は麻酔薬，オピオイド鎮痛薬，筋弛緩薬などの影響により患者は低呼吸，無呼吸状態となる．安全な全身麻酔を行うためには気道確保が非常に重要である．気管挿管は喉頭鏡などの器具を用い，直接気管内へ気管チューブを挿入するため気道確保が確実に行える．麻酔中は挿入された気管チューブを介して酸素投与や人工呼吸を行うことができる．また口腔内の出血や浮腫による上気道閉塞，重症気管支喘息，心停止時の呼吸停止などの症例に対する気道確保の目的で気管挿管が行われることもある．

■ 気管挿管の利点

- 気道確保が確実
- 手術の邪魔にならない（フェイスマスクでは口腔外科手術の邪魔になる）.
- 長時間の人工呼吸が容易
- 気管吸引が可能（気管内の痰が除去できる）
- 誤嚥がほぼ完全に防止できる.

■ 気管挿管の欠点

- 気管挿管には訓練が必要
- 鼻腔，口腔，歯，咽頭部などの機械的損傷，反回神経麻痺などの神経損傷，喉頭痙攣などの神経反射が起こることがある.

気管挿管の手順（経鼻挿管の場合）

1. 酸素投与：100%酸素を3分間投与
2. 麻酔薬，オピオイド鎮痛薬，筋弛緩薬の投与：患者の意識は消失し，筋肉は弛緩する.
3. マスク換気：自発呼吸は停止しているためフェイスマスクを用いて人工呼吸を行う.
4. 気管チューブの鼻腔内への挿入
5. 開口：右手の母指，示指にて患者の口を最大限に開ける.
6. 喉頭鏡の挿入：左手で喉頭鏡を持ち，舌をさけながら患者の口腔内へ挿入する.
7. 喉頭展開：喉頭鏡先端を喉頭蓋谷に位置し，喉頭鏡を前上方へ引き上げることで喉頭蓋を持ち上げる. この操作で気管の入り口にある声帯が確認できる.
8. 気管チューブの気管内への挿入：鼻腔から挿入された気管チューブを気管内へ挿入する. マギル鉗子を用いて行うこともある.
9. 気管チューブカフへの空気注入：気管壁とカフが密着し，空気や酸素のもれがなくなる.
10. 気管チューブと麻酔回路の接続
11. 気管挿管の確認：カプノモニターや聴診器を用いて正しく挿管されたかを確認する.

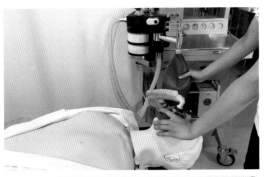

マスク換気

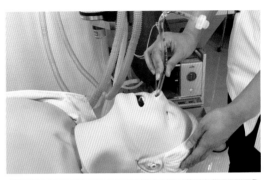

気管チューブの鼻腔内への挿入

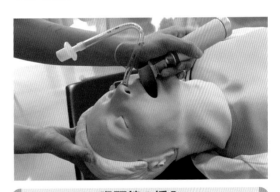

喉頭鏡の挿入

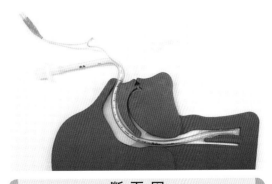

断 面 図

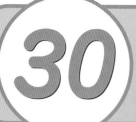

全身麻酔時の補助

歯科診療の介助

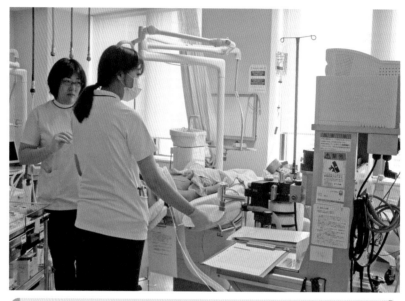

全身麻酔の導入時の様子

麻酔導入の介助

1 モニター装着，モニタリングの開始

　心電図，血圧計，酸素飽和度計の装着

2 末梢静脈ルート確保

　接続部位のゆるみがないか，歯科麻酔科医と一緒に確認，固定する．滴下状況も確認する．

3 純酸素投与

　マスクから酸素投与を行う．患者の横に立ち，バイタルサインのチェック，患者が眠るまで場合によっては声かけを行い，不安の緩和に努める．

4 静脈麻酔薬の投与

　薬物投与の介助，声かけ，睫毛反射などから眠ったことを確認し，100%酸素でマスク換気を

行う．意識が消失したら，患者の胸部を露出し，胸郭の動きがわかるようにする．バイタルサイン，全身の状態を観察する．

5 筋弛緩薬の投与

　筋弛緩薬の投与までに筋弛緩モニターを装着する．

6 喉頭展開・気管挿管

　歯科麻酔科医が喉頭鏡で喉頭展開を行う際には，喉頭鏡が口唇や歯に当たってないことを一緒に確認し，当たっていた場合はよける．合図があれば挿管チューブを歯科麻酔科医に渡す．吸引が必要な場合もある．視野が確保しにくい場合には，外部喉頭の圧迫などを行う．経口挿管の場合には，スタイレットの抜去を行う．

7 チューブと麻酔回路の接続，カフの注入

　チューブと麻酔回路を接続して換気を行う．カプノメーター，カプノグラム，胸郭運動と聴診により気管挿管の確認，チューブの位置が的確であることが確認されたら，歯科麻酔科医の指示でカフの注入を行う．

覚醒・抜管の介助

1 手術の終了，麻酔薬の使用の中止と
　100％酸素投与

　筋弛緩薬のリバースが必要な場合もある．人工呼吸から補助換気へと移行し，自発呼吸が出現するように覚ましていく．

2 気管内・口腔内の吸引

　抜管に備えて，気管内，口腔内の吸引を行う．

3 抜管基準の確認

　自発呼吸の有無，バイタルサインの確認を行う．覚醒状態（嚥下運動，咽頭喉頭反射，気管内吸引時の咳嗽反射）をチェックし，意識レベルと筋力の回復（呼びかけへの反応，開眼・開口，握手など）をチェックする．

4 抜　管

　意識レベルと筋力の回復，覚醒状態，自発呼吸の状態などが整ったら抜管を行う．指示があれば，カフの脱気，吸引，聴診の解除を行う．

　抜管後の患者の状態を観察する（気道・呼吸状態，意識の状態，バイタルサイン，悪心・嘔吐，疼痛，四肢の冷感ふるえなど）．抜管直後に最も気道・呼吸トラブルが起こりやすい．抜管後も酸素投与を行う．

　麻酔覚醒時は，手術侵襲や創部痛などから循環動態の変動をきたしやすいので，バイタルサインや疼痛，体位などを確認する．

5 帰　室

　抜管後の麻酔の覚醒が十分であるか，安定した呼吸状態，安定した循環動態，正常な電解質，代謝状態であるかを確認してから帰室させる．

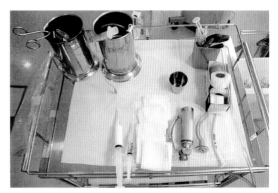

麻酔カートに，麻酔に必要な機材をならべておく．これらの準備をするのも歯科衛生士の役割である．

麻酔カート

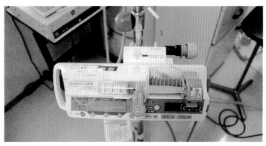

シリンジポンプは，静脈内に微量の薬物を定量的に投与するのに用いられる．

シリンジポンプ

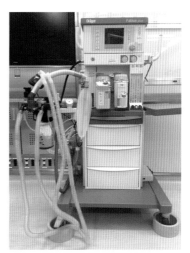

麻酔器は，麻酔に必要な機器（流量計，気化器，呼吸回路，人工呼吸器）が備えられている．全身麻酔を行う際は，必ず用いられる．

麻酔器

㉛ 障がい者への鎮静法

薬物による行動調整法

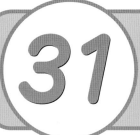

下顎挙上による気道確保

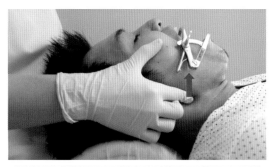

さまざまな種類の開口器

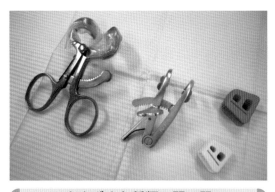

鎮静法下での治療の様子

　治療への理解や協力が得られない場合には，薬物による行動調整法を行うことがある．歯科医療のチームの一員として，歯科衛生士も鎮静法について学ぶことは重要である．

適応患者

　不随意運動や筋緊張の強い脳性麻痺患者，精神遅滞などの知的障がいで，歯科治療の必要性が理解できず，協力性に乏しい患者が適応となる．鎮静法によって診療時にはリラックスした状態や筋緊張の緩和が得られ，また，薬物によっては健忘効果から治療に不快な記憶を残すことなく終了することが可能となる．しかし，静脈路の確保や各種生体モニターの装着，あるいは吸入用マスクの装着が困難な患者は，鎮静法を実施することがむずかしい．その際には，後述する全身麻酔法が適応となる．また，鎮静法は通常患者の意識を残した状態で行うため，ある程度治療への理解や協力が得られなければ適応とはならない．

診療前の注意点

　意思疎通がうまくできない患者の主訴は，患者家族や介助者への面接で可能なかぎり把握する．食事量の変化（食思はあるが食べたがらない），食事の好みの変化（冷温物を嫌がる）および機嫌（自傷や他傷行為など）などを聞き取り，推測する．

診療補助

　鎮静法では，気道確保が確実ではなく，意識が
なくなることもあるので，通法での診療補助に加
えて注意すべき点がある．

▒ 開口の保持

　開口を保持するために，さまざまな器具があ
る．口腔の解剖学的な大きさや治療内容を考慮し
て，適切なものを使用する．器具や歯質の破損，
粘膜の巻き込みなどに十分注意する．

▒ 気道の確保

　治療時の注水や，出血および患者自身の分泌物
は，吸引しないと咽頭部に流れ込む．通常は嚥下
したり咽頭部で溜めたりするが，場合によっては
誤嚥して，むせることがある．

　対策としては，ラバーダムの使用や複数の吸引
装置の使用，または吸水用ガーゼを使用する．開
口の保持や下顎の治療時には，下向きの方向に力
がかかりやすく，気道閉塞につながる．そのため，
気道が開通するように下顎挙上を行いながら治療
を継続する場合もある．

▒ 視野の確保および傷の防止

　術者の視野を確保するために，常に術者の目線
にたって診療補助をする．鎮静時は術者の両手が
ふさがっていることが多く，ライトの位置は介助
者が合わせる．

　また，突然の体動により，器具による損傷の可
能性があることを常に念頭に置く．診療補助は，
視野の確保と粘膜の圧排を同時に行う必要があ
り，熟練を要する．

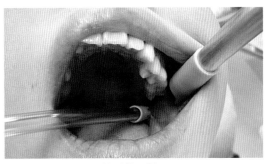

排唾管の併用

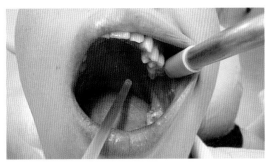

サクションカテーテルの併用

複数の吸引装置の使用

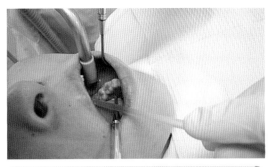

視野の確保と粘膜の圧排

32 障がい者への全身麻酔

集中して歯科治療を行うことができる

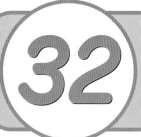

経鼻挿管による全身麻酔

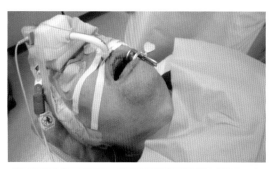

吸水用ガーゼの挿入

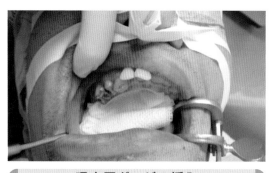

ラバーダムの使用

薬物による行動調整法としての全身麻酔は，治療に理解や協力が得られない患者に対して，集中して歯科治療を行うことができるため有効である．

鎮静法では完全な行動調整が行えない場合，全身麻酔により行動調整を行う．全身麻酔は専門医が行うかぎり，危険なものではない．

適応患者

特別な適応患者はいない．しかし，静脈路の確保や各種生体モニターの装着，あるいは吸入用マスクの装着が困難で，鎮静法を実施することがむずかしい患者，および小口腔外科処置などが適応となる．

診療前の注意点

鎮静法と同様，患者の主訴は，患者家族や介助者への面接で，可能なかぎり把握する．

診療補助

全身麻酔中の患者は意識がなく，痛みや不快感を訴えることができない状態である．そのため，診療補助に際し，次の点に留意する．

■開口の保持

鎮静法と同様，開口を保持するために，さまざまな器具を用いる．解剖学的な大きさや治療内容を考慮して適切なものを選択し，使用時には器具や歯質の破損，粘膜の巻き込みなどに十分注意す

る．臼歯部の治療時は，どうしても過開口となるので，顎関節への負担も考慮する．

■ 治療時の注水や出血

全身麻酔時は，気管挿管により気道が確保されていることから，誤嚥の可能性は少ないが，不顕性肺炎の防止などから可能なかぎり吸引する．ラバーダムの使用や複数の吸引装置の使用，および吸水用ガーゼの使用を考慮する．

■ 視野の確保および傷の防止

鎮静法と同様，術者の視野を確保するために，常に術者の目線に立って診療補助を行う．

診療補助は，視野の確保と粘膜の圧排を同時に行う必要があり，熟練を要する．

全身麻酔状態では，患者は疼痛を訴えない．そのため，器具などによって受傷させた場合には，気がつかないことがあるので，器具の使用には十分注意を払う．

診療後の注意点

集中して治療を行うため，一度に多くの部位を治療する．また，通法と同様に局所麻酔を使用することもある．そのため，覚醒後は違和感や痛みを訴えることがある．治療内容や術後の注意点などを，患者家族や介助者にしっかりと伝えることも重要な役割である．

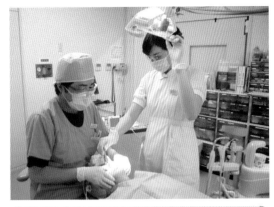

全身麻酔下での治療

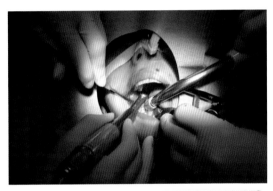

小口腔外科処置時

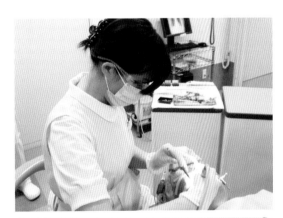

歯科衛生士による PMTC

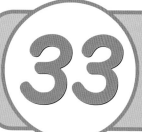

33 局所麻酔薬
エステル型，アミド型，血管収縮薬添加の意義

　局所麻酔薬は，末梢神経の伝導を遮断することによって，痛み刺激を脳に伝えないようにする．

　歯科領域では，硬組織を介して麻酔効果を求めることが多い．とくに，歯髄を麻酔したい場合，局所麻酔薬が根尖部に到達するためには，歯槽骨に浸透し通過しなくてはならないため，一般医科で使用される局所麻酔薬の2～4倍高い濃度のものが使用される．

局所麻酔薬の種類

　局所麻酔薬は，その構造の違いによりアミド型とエステル型とに分類される．エステル型はアミド型に比べて麻酔効果が弱く，アレルギー反応を起こす確率が高いため，歯科用局所麻酔薬としては表面麻酔を除き，ほとんど使用されない．

エステル型

　コカイン，プロカイン，テトラカイン，アミノ安息香酸エチル（ベンゾカイン），ジブカインなどがあり，おもに，血漿中の偽コリンエステラーゼによってすみやかに加水分解される．歯科領域では，アミノ安息香酸エチルが，表面麻酔薬としてよく用いられる．

アミド型

　リドカイン，プロピトカイン（プリロカイン），メピバカイン，ブピバカイン，ロピバカインなどがあり，おもに肝臓でチトクローム P-450（CYP）酵素系によって脱アルキル化され，その後，脱エチル化や加水分解などによって代謝される．歯科領域では，その高い組織浸透性からリドカインが最も多く用いられているが，リドカインには強い血管拡張作用があるため，強力な血管収縮薬（アドレナリン）を高濃度添加して使用する．プロピトカインの血管拡張作用は弱いため，血管収縮薬も強力なものは必要ない．また，メピバカインには血管拡張作用がないので，血管収縮薬を添加する必要はない．

血管収縮薬

　リドカインやプロピトカインは血管拡張作用をもつため，単独で使用すると注射した部位の血管は拡張し，血流量が増加する．そのため，局所麻酔薬は組織に留まらず，血液中に流れ出してしまう．血管収縮薬を添加すると，注射した部位の血管が収縮し，組織の血流量が減少するため，局所麻酔薬は高い濃度のまま長く注射した部位に留まることができる．これにより麻酔効果が増強し，持続時間が長くなるため，局所麻酔薬の使用量も少なくてすむ．また，血液中に吸収される局所麻酔薬の量が減少することで局所麻酔薬の血中濃度上昇も抑制され，局所麻酔薬中毒を起こしにくい．さらに，血管収縮によって局所の血流が少ないので，出血量も軽減できる．

アドレナリン

　副腎髄質から分泌されるホルモンで，強い末梢血管収縮作用がある．心臓に作用すると心拍数を増加させ，心筋収縮力を増大することによって心筋の酸素消費量を増加させるので，虚血性心疾患（狭心症，心筋梗塞）の患者に対しては使用を控えたほうがよい．

歯科用表面麻酔薬

一 般 名	濃度	商 品 名
アミノ安息香酸エチル	20%	ジンジカインゲル 20% ハリケイン　ゲル　歯科用 20% 　　　　　　リキッド　歯科用 20% ビーゾカイン歯科用ゼリー 20%
アミノ安息香酸エチル 塩酸パラブチルアミノ安息香酸ジエチルアミノエチル	20% 5%	ネオザロカインパスタ
アミノ安息香酸エチル テトラカイン塩酸塩 ジブカイン塩酸塩	10% 1% 1%	プロネスパスタアロマ
テトラカイン塩酸塩	6%	コーパロン歯科用表面麻酔液 6%
リドカイン塩酸塩	8%	キシロカインポンプスプレー 8%

歯科用局所麻酔薬

一般名	濃度	商品名	血管収縮薬	濃度	添加物	製剤規格
リドカイン塩酸塩	2%	キシレステシン A 注射液（カートリッジ） 歯科用キシロカインカートリッジ エピリド配合注歯科用カートリッジ	アドレナリン	1/80,000	乾燥亜硫酸ナトリウム ピロ亜硫酸ナトリウム	1.8 mL
		デンタカインカートリッジ オーラ注歯科用カートリッジ	酒石酸水素アドレナリン	1/73,000		1.0 mL, 1.8 mL
プロピトカイン塩酸塩	3%	歯科用シタネストオクタプレシンカートリッジ	フェリプレシン	0.03 単位/mL	パラオキシ安息香酸メチル	1.8 mL
メピバカイン塩酸塩		スキャンドネストカートリッジ 3%	なし		なし	

※ **フェリプレシン**

　下垂体から分泌されるホルモンであるバゾプレシンの分子構造を一部変えて，血管収縮作用を強めた合成ポリペプチドである．血管収縮作用はアドレナリンに比べてかなり弱いが，少量（カートリッジ 1〜2 本）の使用では，血圧，脈拍数ともに変化させない．

※局所麻酔薬の禁忌は p.72 参照.

血管収縮薬添加の目的

・麻酔効果の増強
・麻酔時間の延長
・局所麻酔薬の使用量の減少
・局所麻酔薬中毒の予防
・出血量の減少

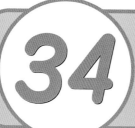

34 局所麻酔法

全身麻酔と異なり，意識は保たれる

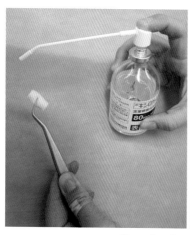
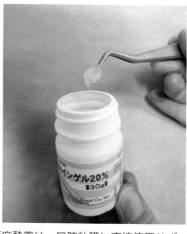
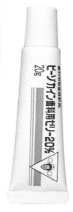
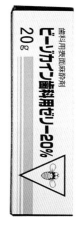

スプレー式の表面麻酔薬は，口腔粘膜に直接使用せず，綿球などに浸して使用する．麻酔効果を得るには，5分程度は粘膜と接触させておく．

表面麻酔

痛みのブロック

局所麻酔法は，局所麻酔薬を末梢神経に作用させて，知覚の伝導を遮断（ブロック）する方法である．全身麻酔法と異なり，意識は保たれる．

抜歯などの侵襲が加わると，その刺激は末梢の知覚神経を介して脳に伝わり，痛みを感じる．侵襲による刺激が脳に伝わるまでの知覚神経のどこかに局所麻酔薬を作用させて刺激の伝導をブロックすると，刺激は脳に届かず痛みを感じない．

局所麻酔法は，表面麻酔法，浸潤麻酔法，伝達麻酔法に分類される．

表面麻酔法

表面麻酔法は，局所麻酔薬を，粘膜や皮膚の表面に塗布または噴霧して麻痺させる方法である．耳鼻咽喉科，眼科などで多用される．歯科では，局所麻酔注射針の刺入時の痛みを和らげるために用いられることが多い．

粘膜は皮膚よりも麻酔されやすいが，局所麻酔薬の浸透性は弱く，粘膜の深部や骨膜は麻酔されない．口腔粘膜に使用する場合には，麻酔薬が唾液で希釈されないように，よく乾燥させておく．

浸潤麻酔法

　局所麻酔の頻度が多い歯科臨床において，最も多用されるのが浸潤麻酔法である．抜歯や切開など侵襲を加える部位の周辺に局所麻酔薬を注入する．麻酔薬が浸透した部位のみ麻酔されるため麻酔範囲は狭く（図），広範囲に及ぶ処置の場合には，刺入点が多くなる．歯髄を麻酔する場合には，麻酔薬が顎骨表面の骨小孔から骨内に浸潤し，根尖部に到達してはじめて奏効する（図）．

　下顎臼歯部は皮質骨が厚く骨小孔が少ないため，上顎に比べて麻酔が効きにくい．高濃度，多量の麻酔薬の使用，時間をかけるなどの工夫が必要となる．

▓ 歯根膜内麻酔

　歯根膜腔隙に麻酔薬を注入する麻酔法である．少量の麻酔薬で早い効果が得られるため，何らかの理由で局所麻酔が奏効せず歯髄が麻酔されない場合や，1歯のみの保存，補綴治療などの限定された処置において使用されることがある．

▓ 歯髄腔内麻酔

　露出した歯髄に直接局所麻酔薬を注入する方法である．麻酔効果は高いが，刺入時の痛みは非常に大きい．

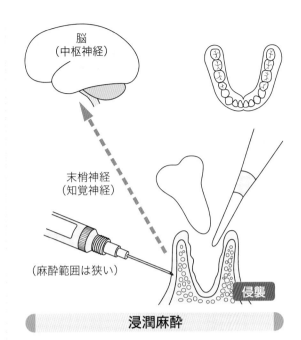

脳
（中枢神経）

末梢神経
（知覚神経）

（麻酔範囲は狭い）

侵襲

浸潤麻酔

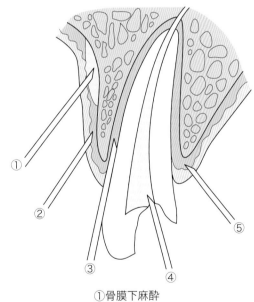

①骨膜下麻酔
②傍骨膜麻酔
③歯根膜内麻酔
④歯髄腔内麻酔
⑤粘膜下麻酔

浸潤麻酔の種類

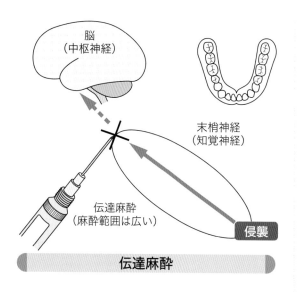

伝達麻酔

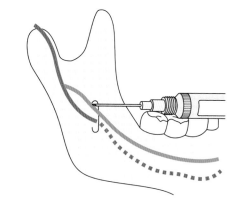

下歯槽神経（赤線）と舌神経（青線）が麻酔される.

下顎孔伝達麻酔

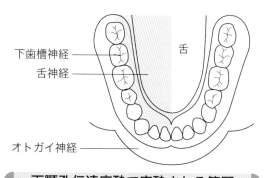

下歯槽神経 ──
舌神経 ──
舌
オトガイ神経 ──

下顎孔伝達麻酔で麻酔される範囲

伝達麻酔法

　伝達麻酔法とは，痛みを伝える経路のうち，侵襲を加える部位よりも近位（脳や脊髄に近い側）に局所麻酔薬を作用させることによって，遠位（末梢側）からの知覚の伝導を遮断し，広範囲の麻痺を得る麻酔法である（図）.

　歯科臨床では，侵襲を加える範囲が大きい場合や，浸潤麻酔法が効きにくい下顎大臼歯などへの治療に用いられることが多い.

　口腔内では，下顎孔，オトガイ孔，上顎結節，切歯孔，眼窩下孔，大口蓋孔などへの伝達麻酔がある.

　最も多く行われる下顎孔伝達麻酔では，下歯槽神経と舌神経が麻酔される（図）．頬神経は麻酔されないので，下顎大臼歯の抜髄は下顎孔伝達麻酔だけで可能であるが，抜歯する場合には，頬側の浸潤麻酔を追加して，頬神経を麻酔しなければならない.

局所麻酔薬の禁忌

　局所麻酔薬には禁忌(使用してはいけない場合)があり，薬剤の添付文書に記載されている．アドレナリン添加リドカイン注射液は，この薬剤の成分またはアミド型局所麻酔薬に対し過敏症の既往歴のある患者が禁忌である．禁忌に該当する疾患の患者には使わないが，医学的にどうしても使わなければいけない合理的根拠があれば使用できる．これを歯科医師の裁量権という.

　また原則禁忌(投与しないことを原則とするが，とくに必要とする場合には慎重に投与)は高血圧，動脈硬化，心不全，甲状腺機能亢進，糖尿病の患者および血管攣縮の既往のある患者である．これらの病状が悪化する恐れがあるからである.

麻 酔 の 歴 史

神話の記述

　世界で最初に全身麻酔を行ったのはだれであろうか．ギリシャ神話では，医神アスクレピアス（アスクレーピオス）が全身麻酔を行ったと伝えられる．これが事実なら3千年以上前に全身麻酔が行われたことになるが，アスクレピアスは死者を生き返らせ，死後は星座になったとも伝えられており，にわかには信じがたい．

　一方，東洋では，2世紀に華佗という医師が麻沸散という麻酔薬を用いて手術を行ったと三国志に記載されている．麻沸散の成分はよくわかっていないが，チョウセンアサガオを主成分とする伝承，カラトウキを主成分とする伝承がある．チョウセンアサガオで全身麻酔が可能なことは，のちに華岡青洲が証明している．

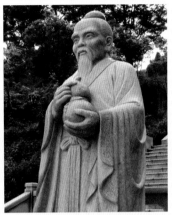
華　佗

近代史上最初の全身麻酔

　近代史上最初の全身麻酔を行ったのは，和歌山の医師，華岡青洲（1760〜1835）である．華岡青洲は華佗の麻沸散を参考に，チョウセンアサガオを主成分に通仙散という麻酔薬を発明し，1804年，乳癌患者に全身麻酔を行った．日本麻酔科学会は，華岡青洲が世界最初に全身麻酔を行ったとしている．

　一方，この100年以上前に，沖縄（琉球国）の医師である高嶺徳明が全身麻酔により唇裂の手術を行ったと伝承されているが，詳細は不明である．

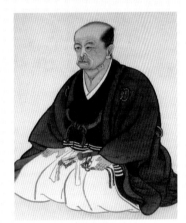
華岡青洲

アメリカでの全身麻酔

　アメリカでは，歯科医師が麻酔の歴史上，重要な役割をしている．歯科医師であるホーレス・ウェルズは，1844年に抜歯を無痛で行うために亜酸化窒素（笑気）を使用し，成功した．翌1845年，ハーバード大学医学部マサチューセッツ総合病院で公開デモを行ったが，患者が暴れ，聴衆から「ニセモノ（Humbug）だ！」と罵られた．患者の「痛みを感じなかった」という証言は無視された．ウェルズの死後，アメリカ医師会・歯科医師会は，ウェルズを近代麻酔の発見者と認定した．

　同じく歯科医師であるウィリアム・モートンは，翌1846年にエーテルを用いた全身麻酔をマサチューセッツ総合病院の公開デモで成功した．

　このように歯科医師が大きく関与しているのは，それまで局所麻酔も含めて麻酔薬は開発されておらず，歯科治療は麻酔なしに行われており，患者に大きな苦痛を与えていたからである．

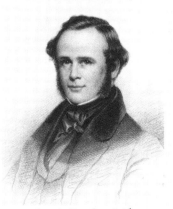
ホーレス・ウェルズ

㉟ 局所麻酔の補助

局所麻酔の準備，後片づけなど

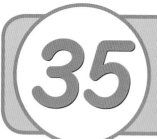
浸潤麻酔用

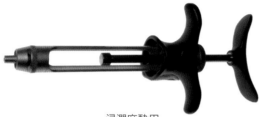

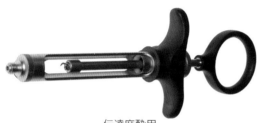
伝達麻酔用

カートリッジ式注射器

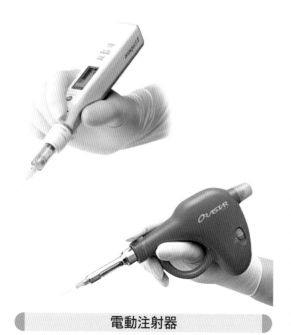
電動注射器

局所麻酔の準備

■局所麻酔に必要な器材

注射器（注射筒，シリンジ）：局所麻酔に使用される注射器には，ディスポーザブルのプラスチック製注射器，ガラス製注射器，金属製注射器がある．

通常，歯科治療時に最も多く用いられる注射器は，カートリッジタイプの歯科用局所麻酔薬専用につくられた金属製のカートリッジ式注射器である．伝達麻酔用カートリッジ式注射器は，吸引操作を容易にするため，プランジャー頭部（先端）がフック（モリ）状，またはらせん状になっており，プランジャー後部は吸引しやすいようにリング状になっている．

薬液注入時の疼痛軽減や恐怖感を与えないために，電動注射器が使用されることもある．

カートリッジ式注射器はオートクレーブによる滅菌が可能である．

注射針：カートリッジ式注射器には，専用のディスポーザブル注射針を接続する．注射針は，太さと長さの異なる種類が用意されている．

浸潤麻酔では，径の細い30〜33 Gのショート針（12，16，21 mm）を使用し，伝達麻酔では，やや太い25〜27 Gのロング針（25，30 mm）を使用することが多い．

これらの注射針は滅菌され，専用キャップに封入されているが，キャップはオートクレーブ滅菌が不可能で，再使用はできない．

■歯科用局所麻酔薬（カートリッジ）

歯科ではカートリッジタイプの歯科用局所麻酔

薬が使用される．多くは血管収縮薬が添加されており，医科用よりも高濃度である．防腐薬や酸化防止薬の含有の有無，1 mL と 1.8 mL の容量など，多くの種類があり，用途により使い分ける．

カートリッジは，アルコールなどの消毒液による清拭にとどめる．アドレナリンは加熱や紫外線照射で分解される．また，薬液中への浸漬，ホルマリン，EOG（エチレンオキサイドガス）などの滅菌法も，ゴム栓部からの薬物の侵入があるため適さない．

カートリッジは，凍結を避け，15℃以下の冷暗所で保管する．また，歯科用局所麻酔薬はすべて劇薬指定のため，ほかの薬剤と区別して保管する．

局所麻酔後の片づけ

▓ 注射針，カートリッジの廃棄

注射針のリキャップは行わないのが原則であるが，処置中に針刺しの危険性があるときは，キャップを手で持たずに，すくい取るか，ピンセットを用いてリキャップを行う．

注射針，カートリッジは，ほかの患者への使い回しをせず，使用後は必ず廃棄する．廃棄にはバイオハザードマークを付けた専用の容器を使用する．

▓ 保管（滅菌・消毒）

局所麻酔に使用するすべてのインスツルメントは，滅菌して保管しなければならないが，使用時は，観血的処置を除いて神経質になる必要はない．

局所麻酔での注射針の使いわけ		
	長 さ	太 さ
伝達麻酔	25〜30 mm	25〜27 G
浸潤麻酔	12〜21 mm	30〜33 G

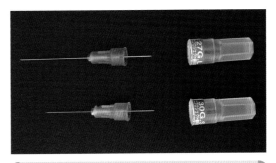

カートリッジ式注射針

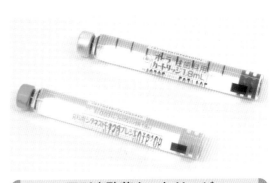

局所麻酔薬カートリッジ

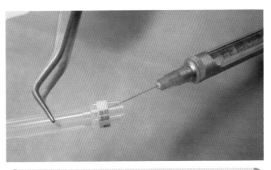

リキャップ

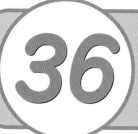

36 血管迷走神経反射
全身的不快症状の発現

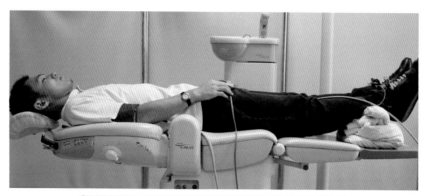

タオルとクッションを用いた下肢挙上

血管迷走神経反射は，歯科治療による侵襲が局所にとどまらず，血管と迷走神経を介して全身的な変化を引き起こした状態である．

血管迷走神経反射の概念・原因としては歯科処置によって生じた痛み，緊張，不安などのストレッサーが副交感神経，とくに，迷走神経を亢進させ，それによってさまざまな全身的不快症状が発現すると考えられている．大学病院における報告では，全身的偶発症のうち，血管迷走神経反射が40～60％をしめており，最も頻度が高い．また，アメリカでは150人に1人の割合で発症すると報告されており，日常的に遭遇する可能性が高い偶発症といえる．

血管迷走神経反射の症状，病態

■血圧低下，徐脈

迷走神経，すなわち副交感神経が亢進するため，末梢血管は拡張し，血圧は低下する．また脈拍数も減少する．

■顔面蒼白，発汗，四肢冷感やふるえ，嘔気・嘔吐

血圧の低下に伴う脳虚血により引き起こされる症状である．歯科治療中の偶発症は，ほぼこれらの症状が同時に観察される．

■意識消失

一過性に失神発作を認める．また，まれに心停止をきたすこともある．

血管迷走神経反射時の対応，介助

① まず患者を詳細に観察し，症状を確認する．介助者は救急カートとモニターを準備する．
② 全身監視モニターが装着されていない場合には，モニタリングを開始する．介助者は装着を手伝い，記録を開始する．

③ 低血圧に伴う脳虚血症状を緩和するため，患者を仰臥位，あるいは下肢を挙上した状態にする（図）．

④ 通常，酸素投与と数分の経過観察で症状は軽快するが，不快症状が継続する場合には，静脈路を確保し，副交感神経遮断薬であるアトロピン硫酸塩を投与する．介助者は留置針の挿入や固定，薬液の準備を介助する．

血管迷走神経反射の予防

　口腔内のさまざまな治療，とくに，痛みや緊張をもたらすものは，すべて血管迷走神経反射のトリガーとなり得る．常に愛護的な治療を心がけ，診療介助中は患者の状態に常に配慮し，適切な声かけをはじめとしたコミュニケーションを十分とることが大事である．また，緊張や不安を緩和する目的で，静脈内鎮静法の併用も効果的である．

神経原性ショック

　以前は血管迷走神経反射を神経原性ショックやデンタルショックとよんでいた．

　ショックとは，組織への酸素供給が不十分な状態であり，放置すれば血圧が低下し，最後には心停止になる可能性がある病態である．一方，血管

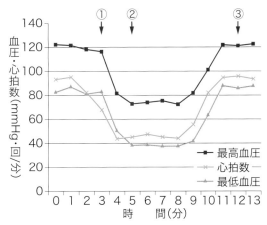

①気分不快の訴えあり．患者は顔面蒼白
②患者を水平位にし，下肢挙上
③「気分が良くなりました」という．
　顔面の血色も良くなる．

徐脈になるとともに，患者は気分不快を訴えた．水平位にして下肢挙上にしたところ，数分で血圧・心拍数ともに戻り，気分不快も消失した．

血管迷走神経反射の一例

　迷走神経反射は一過性の心停止が起こることはあっても，死に至ることはまずない．

　このため，血管迷走神経反射に「ショック」という名前をつけることが不適当と考えられ，ショックという表現はしないこととなった．

　しかし，まだ神経原性ショック，デンタルショックという表現を使った書物も存在するので注意が必要である．

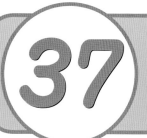

過換気症候群

息ができないと訴える

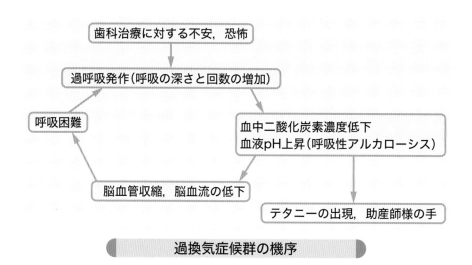

過換気症候群の機序

発作性の過呼吸と呼吸困難感，手足のしびれ，意識障害，動悸など，多彩な症状を呈する．発作の発現には，激しい運動や疲労，注射や処置時の疼痛などの身体生理的誘因と緊張，不安，興奮などの精神的ストレスが関与している．

過換気症候群は比較的高頻度で起こる．致死的な疾患ではないが，患者は死の恐怖に毎回とらわれ，不安が増強して悪循環に陥るため，迅速な処置が必要となる．呼吸困難をきたす疾患は多く（気管内異物，アレルギーによる喉頭浮腫，気管支喘息，うっ血性心不全，心筋梗塞など），鑑別が重要である．

機　序

不安や恐怖によって自律神経の興奮が高まり，血中カテコールアミンの濃度が上昇する．これに

よって心悸亢進，胸部圧迫感，発汗，興奮などの症状が現れ，同時に呼吸の深さと回数が増大し，血液の pH が上昇する（呼吸性アルカローシス）．$PaCO_2$の低下は，脳血管の収縮や脳血流量の減少を誘発し，脳を低酸素状態にする．また，呼吸性アルカローシスにより血中カルシウムイオン濃度が低下し，テタニーなどのさまざまな症状が発現する．

脳血管収縮，脳血流の低下は，呼吸困難を引き起こす．呼吸困難とは，「呼吸ができない，苦しい」という自覚症状を表す用語で，実際に呼吸ができないわけではない．実際に呼吸ができない場合には，呼吸障害，呼吸抑制などと表現する．

■テタニー様症状

低カルシウム血症では，末梢神経線維は高度に興奮性が高まり，刺激がなくても静止状態にとどまることができず，反復性に放電する．この末梢

神経の刺激作用によって筋が痙攣する現象を，テタニー様症状という．

このとき，「助産師様の手」とよばれる特有の手のかたちになることがある．

▓ 血中カルシウムイオン濃度

カルシウムイオンは生物学的に活性であり，血清カルシウム量は動脈血のpHに左右される．pHがアルカリ性に傾くと，カルシウムイオンはタンパクと結合しやすくなり血中カルシウムイオン濃度が低下する．このため，アルカローシスのときはテタニーを起こしやすくなる．

症　状

〈自覚症状〉呼吸困難
　　　　　　四肢のしびれ
　　　　　　頭重感
　　　　　　めまい
　　　　　　心悸亢進
　　　　　　胸部膨満感
　　　　　　死の恐怖感
〈他覚症状〉過呼吸
　　　　　　頻脈
　　　　　　四肢の硬直，テタニー様症状
　　　　　　助産師様の手
　　　　　　呼吸性アルカローシス
　　　　　　$PaCO_2$ 低下
　　　　　　（pH上昇，血中カルシウムイオン濃度
　　　　　　低下）
　　　　　　ときに一過性の心電図異常
　　　　　　（QT 時間の延長，ST の軽度低下，T
　　　　　　波の逆転）

処置・介助法

患者との信頼関係を確立し，治療への不安感・恐怖心を取り除くように努める．局所麻酔時には，表面麻酔の励行や細い注射針の使用など，痛みに配慮した工夫をするとよい．

発作時には，患者に「大丈夫」と声をかけて不安を取り除き，安心感を与えることが重要である．

息こらえや鼻からのゆっくりした呼吸を促すことで，換気回数を減少させて，$PaCO_2$ の低下を防ぐと，症状が和らぐことがある．

軽症ならペーパーバック法（ビニール袋などで口と鼻を覆い，呼気を再吸入させること）も有用であるが，著効しないときには，ジアゼパムやミダゾラムの静注を行う．予防には，静脈内鎮静法が有効である．

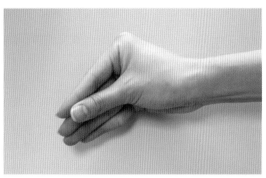

母指が内側に曲がり，ほかの4指は伸びつつ指の付け根の関節で曲がる．トルソー徴候ともいう．

助産師様の手

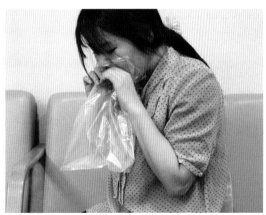

ペーパーバック法は，意識を失うとビニール袋が顔に付いたままになって低酸素血症になることがあるので，必ず観察を行う．袋にあらかじめ酸素を満たしておくとより安全である．

ビニール袋を使っての呼気の再吸入

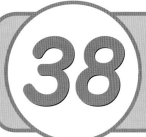

局所麻酔薬中毒

心肺停止になることもある

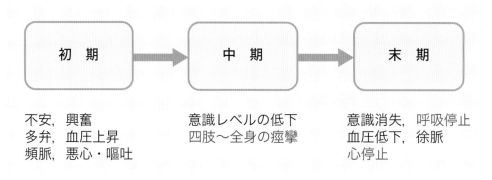

初　期	中　期	末　期
不安，興奮 多弁，血圧上昇 頻脈，悪心・嘔吐	意識レベルの低下 四肢〜全身の痙攣	意識消失，呼吸停止 血圧低下，徐脈 心停止

遅延型局所麻酔中毒の症状

局所麻酔薬中毒はまれな合併症であるが，心肺停止など直接，生命の危機をきたす．

原因および機序

局所麻酔薬は注射された部位の神経の Na チャンネルをブロックし，細胞の活動電位の発生と伝播を抑制する．しかし，局所麻酔薬の血中濃度が何らかの原因で上昇すると，全身の Na チャンネルをブロックし，さまざまな症状をもたらす．これを局所麻酔薬中毒という．局所麻酔薬中毒は血中濃度の上昇原因から2つに分類される．

遅延型中毒：局所麻酔薬の過量投与で徐々に血中濃度が上昇して起こる．血中濃度が5〜10μg/mL 以上で出現し，成人では1.8 ml リドカインカートリッジを14本以上使用した場合に相当する．小児ではより少ない本数で起こる．

即時型中毒：血管内への誤注入によって起こる．投与直後に痙攣が起こる．歯科では星状神経節ブロックで起こりやすい．

症状・治療

遅延型中毒は図のような症状が徐々に進行する．初期症状がみられたらバイタルサインをチェックし，救急車による専門医療機関への搬送を考慮する．全身の痙攣が起きた場合は人工呼吸，抗痙攣薬（ミダゾラム，ジアゼパム）を静脈内投与（実際は痙攣で静脈内投与は困難）し，必要に応じて救急蘇生を行う．

即時型中毒はいきなり全身痙攣が起こる．

予防法

局所麻酔薬は必要最小量を使用する．下顎孔伝達麻酔法の場合は吸引テストを行い，緩徐に注入する．局所麻酔薬中毒の既往のある患者や，中毒の起こりやすい患者には十分注意する．

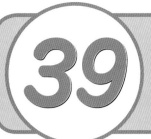

39 ショック

臓器が正常に機能できなくなる危機的状態

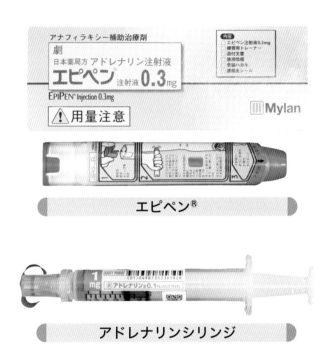

エピペン®

アドレナリンシリンジ

ショックとは，組織の代謝需要と比べて酸素と栄養の不十分な供給から生じる危機的な状態である．多くの場合，血圧は低下するが，ショックの定義は血圧とは無関係であり，血圧が正常もしくは上昇している場合もショックの可能性がある．血圧が非常に低くなると，体の細胞は十分な血液を受け取れない．したがって，十分な酸素が得られなくなり，結果として，細胞は急速かつ不可逆的な損傷を受けて壊死し，脳，腎臓，肝臓，心臓などの臓器が正常に機能できなくなる．

ショックの分類

■ 重症度による分類

〈代償性ショック〉

・代償機序（末梢血管の収縮など）によって収縮期血圧が正常に保たれている状態

・数時間は持ちこたえられる状態．

〈低血圧性ショック〉

・代償機序が破綻し，収縮期血圧が低下した状態

・治療をしなければ数分で死に至る状態

■タイプによる分類

〈心原性ショック〉

・心筋機能障害による心臓のポンプ機能不全によって起こる.

・おもな原因は, 心筋梗塞, 不整脈, 心筋症など.

〈循環血液量減少性ショック〉

・血管内容量の絶対的な不足の結果起こる.

・おもな原因は出血, 嘔吐など.

〈閉塞性ショック〉

・物理的な血流障害により心拍出量が低下することで起こる.

・おもな原因は緊張性気胸, 肺塞栓, 心タンポナーデなど.

〈血液分布異常性ショック〉

・体血管抵抗の異常な低下（血管拡張）を特徴とし, 血流の異常な分布をもたらす.

・おもな原因は敗血症性ショック, アナフィラキシーショックなど.

ショック患者への初期対応

まず患者を見て, 意識の有無, 呼吸の有無, 皮膚色などより, 生命を脅かす状況か否かを判断する. 生命を脅かす状況であれば, ただちに一次救命処置を行う. 生命を脅かす状況でなければ, 酸素投与, モニター装着（血圧計, 心電計, 酸素飽和度計）, 静脈路確保を行う. 次いで呼吸, 循環, 意識などを評価する.

呼吸の状態は, 呼吸数, 呼吸パターン, 呼吸努力の有無, 胸郭の動きと空気の通り, 肺や気道の異常音, 酸素飽和度などより, 循環の状態を心拍数, 血圧, 脈の触れ具合, 毛細血管再充満時間, 皮膚の色と温度などから判断する.

意識はジャパン・コーマ・スケール（JCS）により判断するほか, 対光反射の有無も重要となる. 詳細は専門書に譲る.

急性冠症候群への対応

8章（p.16）参照.

アナフィラキシーショックへの対応

アナフィラキシーショックは, 歯科治療時に使用する薬物や材料（ラテックスグローブなど）に対し, それを生体内の免疫機構が異物と認識し, 過剰な免疫反応を生じることで発症する. 重症の場合, 気管または咽頭部に浮腫が生じて, 徐々に気道が狭くなり, ついには気道が閉塞し, 呼吸ができなくなることがある. また, ショック症状として血圧の低下や反射性の脈拍数の上昇（頻脈）などがみられる. 頻回にバイタルサインを測定することが重要である.

大量輸液, アドレナリン投与, 副腎皮質ステロイド投与などを行う. アドレナリンは, 0.3 mg（エピペンがある場合はそれを使用する）を大腿部へ筋肉内注射する. 静脈路を確保できる場合には静脈路の確保を行う. 静脈路を確保したら, 急速に大量の輸液（1〜2 L）を投与する.

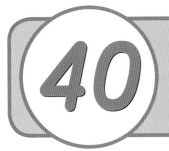

ペインクリニック疾患
侵害受容性疼痛, 神経障害性疼痛, 痛覚変調性疼痛

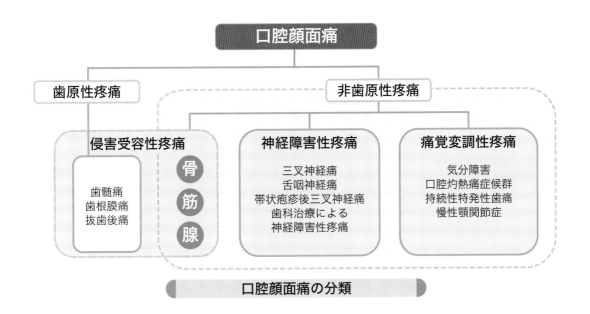

口腔顔面痛の分類

　口腔, 顔面に生じる痛み（口腔顔面痛）で最も多いのは, 歯や歯周組織に関係するもの（歯原性疼痛）である. しかし, 歯や歯周組織に関係しない痛み（非歯原性疼痛）もある. 歯原性疼痛は, 組織が炎症や外傷で障害を受けて起こる痛みであるが, 非歯原性疼痛は, そのほかの原因で生じるものもある. 痛みは, 侵害受容性疼痛, 神経障害性疼痛, 痛覚変調性疼痛の3つに大きく分類される.

　疼痛を訴える患者はこの3つのいずれか1つに罹患しているのではなく, 3つすべてに罹患し, それぞれの疼痛に占める割合が異なると考えられる. たとえば歯髄痛の患者は侵害受容性疼痛がおもな原因であるが, 神経障害性疼痛や痛覚変調性疼痛の要素がまったくないわけではない.

　ペインクリニックとは, 痛みを減らすことを専門とする診療科で, 非歯原性疼痛の治療を行う. 痛みを抑えるためには, 痛みの部位や原因を正しく診断し, 痛みの種類に合った治療法を選択する必要がある.

　なお, 疼痛は, 国際疼痛学会により2020年に「実際の組織損傷もしくは組織損傷が起こりうる状態に付随する, あるいはそれに似た, 感覚かつ情動の不快な体験」と定義されている.

侵害受容性疼痛

　侵害受容性疼痛は組織の損傷により生じる痛みで, われわれが日常的に感じる疼痛の大部分がこの疼痛である. 末梢神経の侵害受容器である自由

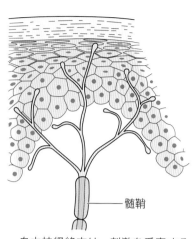

自由神経終末は，刺激を受容する
ための特別な構造をもたない．

髄鞘

自由神経終末

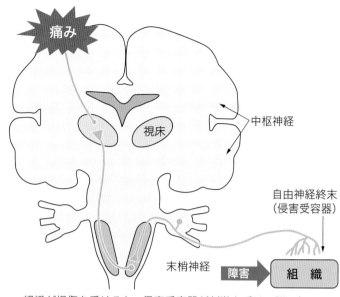

痛み

視床

中枢神経

自由神経終末
（侵害受容器）

末梢神経

障害 → 組織

組織が損傷を受けると，侵害受容器が刺激を受けて脳に伝える．

侵害受容性疼痛

痛覚受容器の種類と性質		
構　　造	神経線維	感覚の種類
自由神経終末	Aδ 線維	刺す痛み
自由神経終末	C 線維	灼く痛み

神経終末が活性化して生じる．口内炎，歯髄炎などの疼痛，抜歯後の痛みなど．

神経障害性疼痛

　神経障害性疼痛は侵害受容性疼痛とは異なり，体性感覚伝導路の異常，すなわち侵害受容器や痛覚伝導路のトラブルによって生じる痛みである．何らかの原因（外傷，感染症など）で神経が傷害されたのちに引き起こされるが，神経が障害された部分の外傷などは治癒しており，「どこも悪くないのに痛い」ことから周りに疼痛が理解されないことも多い．「焼けるような」「刺されるような」「疼くような」痛み，アロディニア，痛覚過敏などがみられる．アロディニア（異痛症）は，通常で

は痛みとして認識しない程度の刺激（筆でなでる，ちょっとだけ冷やしたスパチュラを当てる）で疼痛が生じる感覚異常である．痛覚過敏は痛み刺激の閾値が上昇した状態で，たとえば安全ピンで皮膚を押したとき，健康な皮膚では痛みを感じない圧でも患部は痛みを感じる状態である．

　三叉神経痛，舌咽神経痛，帯状疱疹後三叉神経痛，歯科治療による三叉神経障害性疼痛などがある．

痛覚変調性疼痛

　侵害受容性疼痛を惹起する組織の損傷も，神経障害性疼痛を引き起こすような末梢や中枢の神経の損傷もない場合に生じる疼痛は，侵害受容性疼痛にも神経障害性疼痛にも分類されない．2017年にこの痛みを nociplastic pain，痛覚変調性疼痛とよぶことになった．口腔灼熱痛症候群，持続性特発性歯痛，慢性顎関節症などが含まれる．これまで心因性疼痛と呼ばれていた疾患，たとえば身体症状症なども痛覚変調性疼痛と考えられている．

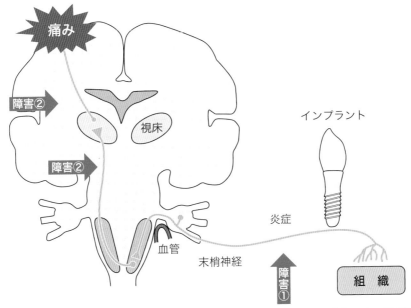

①末梢神経障害：三叉神経痛（血管による圧迫），帯状疱疹（ウイルス感染による炎症），
　　　　　　　　歯科治療（抜歯，インプラントなど）
②中枢神経障害：脳血管障害，腫瘍など．

神経障害性疼痛

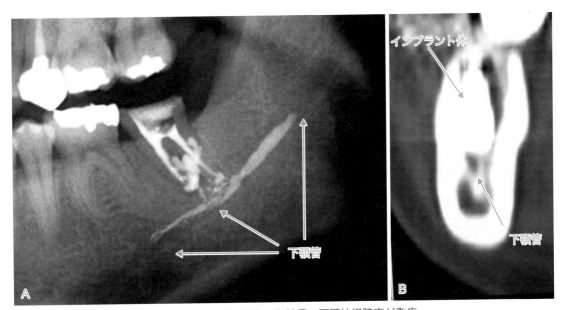

Ａ：根管充塡剤が下顎管に漏出した結果，下顎神経障害が発症
　　オトガイ部皮膚に知覚低下と同時に「ビリビリ」した痛みが起こる．
Ｂ：インプラント体が下顎神経と接触している．下口唇に痛みが生じる．

歯科治療が原因で起こった末梢神経障害

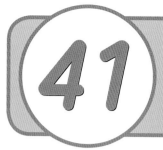

41 神経ブロック
中枢への神経の興奮伝達を遮断

神経ブロックとは，局所麻酔薬を神経内またはその周囲に投与し，痛覚伝導路の遮断，痛みの悪循環の遮断，交感神経機能の遮断，疼痛発生の予防，運動神経の遮断などを期待し，中枢への神経の興奮伝達を一時的または永久的に遮断する方法である．

投与部位により，末梢神経(幹または叢)ブロック，傍脊椎神経ブロック，硬膜外ブロック，および脊髄クモ膜下ブロックに分類される．

手術の麻酔，痛みの診断・治療，筋肉の異常収縮抑制，血流改善などに用いられる．痛みの治療の際には，薬物治療のみでは効果が不十分な場合に使用される．

確実に神経ブロックを施行するためには，骨血管などの神経の位置関係を推定できる指標を参考にしたり，エコーガイド下に針を刺入し，比較的多量の薬を注入する．

長時間の遮断が必要な場合には，神経破壊薬(アルコール，フェノール)の投与や特殊な針による加熱・冷却により神経を破壊する方法がある．

神経ブロックの適応

神経ブロックを行える部位は，頭部から足指まで，その支配領域すべての部位に可能であり，全身の必要な部位に対しての効果を発揮する．

神経ブロックに使用する薬物

〈局所麻酔薬〉メピバカイン
　　　　　　ブピバカイン
　　　　　　リドカイン
　　　　　　ジブカイン
〈神経破壊薬〉エチルアルコール
　　　　　　フェノール

神経ブロックの種類

神経ブロックには，30種類以上がある．
ここでは，歯科麻酔で用いられる頭頸部領域のブロックについて概説する．

■三叉神経ブロック
三叉神経の3本の枝に対し末梢神経ブロックと，三叉神経節に対しブロックを行う．

■その他
眼窩上神経ブロック，眼窩下神経ブロック，オトガイ神経ブロック，上顎神経ブロック，下顎神経ブロック，三叉神経節ブロック

神経ブロックの合併症

局所麻酔薬による合併症：局所麻酔中毒
神経破壊薬による合併症：予期しない薬剤の広がり

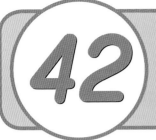

星状神経節ブロック
局所麻酔薬による遮断

星状神経節は，下頸神経節と第1胸神経節が融合した交感神経節である．この部位を局所麻酔薬によって遮断するもので，頭頸部あるいは上肢の疼痛疾患や末梢血管疾患などに施行される．

交感神経節の遮断により，ホルネル徴候（患側の縮瞳，眼瞼下垂，眼球陥凹）が認められる．また，眼球結膜充血，顔面紅潮，発汗停止，鼻閉感，星状神経節支配領域の皮膚温上昇などが認められる．

頭頸部，顔面，上肢，上胸部の有痛性疾患，上肢の末梢血管疾患，顔面神経麻痺，鼻アレルギー，突発性難聴，網膜血管閉塞症などの非疼痛性疾患に施行される．

適応疾患

■疼痛性疾患

緊張型頭痛，片頭痛，群発頭痛，二次性三叉神経痛，非定型顔面痛，帯状疱疹痛，帯状疱疹後三叉神経痛，変形性頸椎症，頸椎椎間板ヘルニア，外傷性頸部症候群，頸肩腕症候群，複合性局所疼痛症候群，幻肢痛，バージャー病

■非疼痛性疾患

顔面神経麻痺，鼻アレルギー，突発性難聴，毛細血管閉塞症，手掌多汗症，レイノー病，レイノー症候群

手　　技

患者を，ベッド上で枕をはずした仰臥位とし，下顎をやや挙上して前頸部を伸展させ，頸部の筋緊張を取るために少し開口させる．

術者の左手の第2指，第3指を気管と胸鎖乳突筋の間に進め，総頸動脈を指の腹側によけながら，第6もしくは第7頸椎横突起の位置を確認する．

25 G・25 mm もしくは40 mm 針を準備し，第2第3指間から第6頸椎前結節に接触するまで，皮膚に垂直に針を刺入する．

注射器の内筒を軽く引き，血液の逆流がないことを確認し，少量の局所麻酔を緩徐に注入する．その後，局所麻酔薬を総量5 mL 注入し，ゆっくりと抜針する．

抜針後は，刺入部を圧迫し，約10分間圧迫止血を指示する．患者に問題がないか注意深く観察し，30分間ベッド上で安静を保つ．

第7頸椎横突起上で星状神経節ブロックを行った場合には，椎骨動脈を損傷する危険性があるため，処置に対しては注意が必要である．

合　併　症

嗄声，上肢知覚運動麻痺，全身痙攣，頸部・縦隔血腫，硬膜外ブロック，脊髄クモ膜下ブロック，感染，心停止がある．

頸部・縦隔血腫は，発生頻度は低いが，気道狭窄から致死的な状態に至ることがあるため，遅発性血腫を含め注意が必要である．

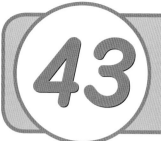

43 ペインクリニックの薬物療法
鎮痛薬・鎮痛補助薬に対する知識をもつ

ペインクリニックでは，疾患に応じてさまざまな薬物を鎮痛薬・鎮痛補助薬として処方する．

鎮 痛 薬

■アセトアミノフェン

解熱・鎮痛作用がある．胃障害の副作用が発生する頻度が低い．三叉神経痛や痛覚変調性疼痛に使用しても効果はない．

■非ステロイド性消炎鎮痛薬

非ステロイド性消炎鎮痛薬（NSAIDs）は，解熱，鎮痛，抗炎症作用がある．抜歯後痛，歯髄炎などの炎症性の痛みに奏効する．三叉神経痛や痛覚変調性疼痛に使用しても効果はない．

■オピオイド鎮痛薬

おもに，癌性疼痛に使用されるが，癌性疼痛以外に用いることもある．便秘，眠気，吐気，呼吸抑制などの副作用があるため，使用には十分な知識が必要である．

鎮痛補助薬

■抗うつ薬

うつ病の治療であるが，鎮痛薬として用いられることもある．ヒトには過度の痛みを自動的に和らげる仕組みがある．脳から脊髄に痛みを抑える働きをもつ神経が延びており，痛みを脳に伝えるのを妨げる．これを下行性抑制（かこうせいよくせい）とよぶ．抗うつ薬は下行性抑制を活発にする．抗うつ薬にはさまざ

まな種類が存在する．患者によって効果がある薬剤が異なることもある．うつ状態が原因で起こる痛覚変調性疼痛にも使用される．

■抗けいれん薬

三叉神経痛，舌咽神経痛に奏効する．

プレガバリン・ミロガバリン

神経が障害を受けた場合，支配領域に知覚低下が起こることは想像できる．しかし，同時に痛みが生じることがあり，この痛みを神経障害性疼痛とよぶ．神経障害性疼痛に奏効する薬物としてプレガバリン，ミロガバリンが注目されている．埋伏智歯抜去，骨髄炎，口腔インプラントによる下顎神経障害や，帯状疱疹後三叉神経痛の鎮痛に用いられる．

漢 方 薬

西洋薬は，診断した疾病に対してピンポイントで処方を行う．したがって，あらゆる検査を行っても異常が発見できない痛みには，西洋薬の投与はむずかしくなる．ペインクリニックでよくみられる慢性疼痛は，原因となる器質的な異常が認められないこともしばしばである．このような場合には，漢方薬のよい適応となる．

漢方薬は，患者の体質と症状を判断して処方する．

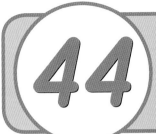

44 三叉神経痛, 帯状疱疹, 帯状疱疹後三叉神経痛
消炎鎮痛薬が無効

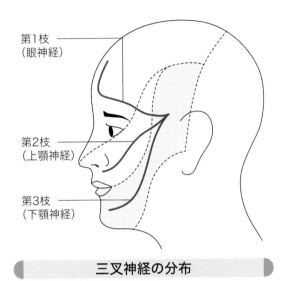

第1枝
（眼神経）

第2枝
（上顎神経）

第3枝
（下顎神経）

三叉神経の分布

三叉神経痛

■病因

三叉神経痛は，原因から典型的三叉神経痛，二次性三叉神経痛，特発性三叉神経痛に分類される．典型的三叉神経痛は，三叉神経起始部に周囲血管が圧迫して起こる．神経血管圧迫所見を伴わないのが特発性三叉神経痛である．脳腫瘍や多発性硬化症など器質的疾患によって生じる三叉神経痛は二次性三叉神経痛に分類される．

■症状

食事や歯磨きの際に，食物や歯ブラシが特定の場所に接したり，会話やあくびなどの顎運動によって誘発される．

発症は発作性，突発性で，突然前ぶれなく，ビリビリ，ズキッとした疼痛が生じ，数秒から数十秒持続したのちに自然消失する．

安静時に刺激が加わらなければ痛みは感じない．このような疼痛発作が，三叉神経の枝（とくに，第2枝，第3枝）に片側性に単発的に，あるいは反復して生じる．

■治療

三叉神経痛の治療の第一選択は，カルバマゼピン（テグレトール®）という抗けいれん薬である．

副作用がみられる場合，増量しても痛みが止まらない場合には，脳外科手術，神経ブロック療法，ガンマナイフなどの侵襲的治療法のなかから，患者の希望，適応禁忌を検討して，最も適したものを選択する．

帯状疱疹

■病因

水痘（水ぼうそう）に罹患したことのある患者では，水痘の治癒後，原因ウイルス（水痘・帯状疱疹ウイルス）は体内の各神経節（脊髄神経，三叉神経，顔面神経）の細胞に潜伏する．このウイルスが，免疫力が低下したときに再活性化（再帰性感染）して，潜伏した神経の支配領域に水疱，びらんなどの皮膚粘膜症状を起こすのが帯状疱疹である．50歳前後に多い．

■症状

頻度は，第1枝領域，第2枝領域，第3枝領域の順である．単枝に発症することが多いが，隣接する二枝，まれには，第1枝から第3枝すべてが罹患することもある．口腔内では，第2枝の場合は，口蓋，上顎歯肉，上唇粘膜に，第3枝の場合

は舌，下顎歯肉，下唇粘膜，口腔底に水疱，びらん，潰瘍を形成する（**図**）.

顔面神経が罹患するとラムゼイ・ハント症候群となる.

▨ 治　療

発症7日以内にウイルスの増殖を抑える目的で抗ウイルス薬が用いられるが，この時期を逸すると抗ウイルス薬の効果は期待できない．急性期の疼痛に対しては，非ステロイド性消炎鎮痛薬（NSAIDs）に加えてプレガバリン，ミロガバリン，抗うつ薬が用いられるが，重症症例では，時間の経過とともにNSAIDsは奏効しなくなる.

また，帯状疱疹の痛みには，交感神経が関与していることが多く，この治療目的で，星状神経節ブロックが行われる.

帯状疱疹後三叉神経痛

▨ 病　因

帯状疱疹の一部の症例では，皮膚・粘膜症状の治癒後に疼痛が残存することがあり，これを帯状疱疹後三叉神経痛とよぶ.

▨ 症　状

じりじりした持続性の疼痛に加えて，罹患部にビリビリした違和感と接触痛を認める．また，発作的・瞬間的に三叉神経痛様の電気の走るような痛みがみられることもある.

帯状疱疹後三叉神経痛に移行する症例は，およそ13％である.

▨ 治　療

抗うつ薬，プレガバリン，ミロガバリンが用いられる．星状神経節ブロックも適応となる.

帯状疱疹後三叉神経痛は難治症例も存在するため，発症前の帯状疱疹ワクチン接種が推奨される.

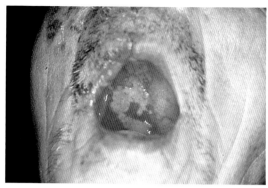

右側眼窩下部，上唇，硬口蓋，軟口蓋，口蓋垂の粘膜の水疱，びらんの形成（一部痂疲形成）を認める．正中線を境に左側は健康な粘膜面を呈している.

右側三叉神経第2枝帯状疱疹

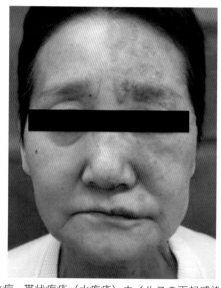

水痘・帯状疱疹（水疱瘡）ウイルスの再起感染．神経の走行に沿ってウイルスが繁殖し，その神経の知覚を担当する部位に疱疹が出現する．疱疹が消退したあとも灼けるような痛みが残ることがある.

帯状疱疹：左側三叉神経1，2枝

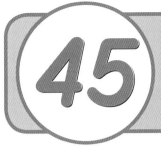

45 顔面神経麻痺

口腔機能の障害，二次的な口腔疾患の危険性

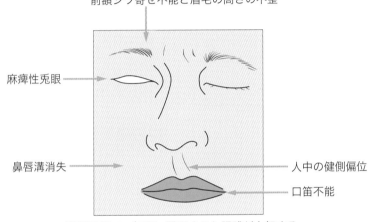

前額シワ寄せ不能と眉毛の高さの不整

麻痺性兎眼

鼻唇溝消失

人中の健側偏位

口笛不能

閉眼不能で，無理に閉眼すると眼球が上転する.

ベル麻痺患者の顔貌

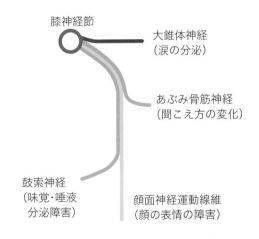

膝神経節

大錐体神経
（涙の分泌）

あぶみ骨筋神経
（聞こえ方の変化）

鼓索神経
（味覚・唾液
分泌障害）

顔面神経運動線維
（顔の表情の障害）

膝神経節に近い（高位）ほど多機能が障害される.

障害部位による症状の違い

片側の顔面表情筋の虚脱が生じ，口腔領域では，①口唇圧の低下による捕食障害（水，食物が漏れる），②咀嚼障害（歯列弓の上に食塊が保持できない），③自浄機能障害（口腔前庭への残渣の貯留），④味覚障害という機能障害が生じる．また，二次的な口腔疾患の発症の危険性も増大する.

種類と病因

顔面神経麻痺には中枢性と末梢性とがあり，中枢性は，頭蓋内腫瘍，脳血管障害，脳外科手術による．末梢性顔面神経麻痺ではベル麻痺（特発性末梢性顔面神経麻痺）が最も高頻度にみられ，原因不明であるが，水痘・帯状疱疹ウイルスや単純疱疹ウイルスの再帰性感染が関与していると考え

顔面神経麻痺における歯科衛生士の役割		
口腔機能障害に対する指導	味覚障害	口腔全体で味わうように指導
	捕食時の食物の漏れ	一度に少量の食物を口腔に運ぶ
	咀嚼障害（食塊形成障害）	健側での咀嚼を指導
	食渣の残留	口腔清掃指導（とくに，口腔前庭に食渣がたまりやすいので，歯ブラシや綿棒を用いた清掃）
口腔機能障害に対する機能回復の指導	顔面のマッサージ，口唇圧トレーニング	急性期の過度な刺激は後遺症を残すので禁忌

※顔面神経麻痺では口腔機能の障害が問題となる.

られている.

一方，明らかに水痘・帯状疱疹ウイルスが原因しているものでは，外耳道や耳介の水疱形成と平衡異常や，めまいを伴う場合があり，これをラムゼイ・ハント症候群とよぶ．そのほか，耳下腺腫瘍，外傷による顔面神経の障害などに起因する二次性の顔面神経麻痺もある.

症　状

腫瘍による場合を除き，多くは突然発症し，いずれの場合も，麻痺側の閉眼不能，鼻唇溝消失，人中の健側偏位，口笛不能などの表情の異常が生じる．そのほか，目の乾燥や味覚異常，聴覚異常なども自覚される.

末梢性顔面神経麻痺と中枢性顔面神経麻痺の相違は，末梢性顔面神経麻痺では前額のしわ寄せが不能となるが，中枢性顔面神経麻痺では可能である.

治　療

副腎皮質ステロイドの内服，静脈内投与のほか，抗ウイルス薬投与，ビタミン B_{12} 投与，星状神経節ブロック，ソフトレーザー照射，鍼灸など

が用いられる．とくに，口腔機能の回復を目指した指導が重要である.

顔面神経麻痺の後遺症

顔面神経麻痺における神経障害の程度が強い場合には，顔面神経麻痺が完全に治癒できず，症状が遷延することがある．患者は，表情筋の筋力低下（不全麻痺）に加えて，次の症状を訴えることが多い.

こわばり：表情筋の機能を長く喪失したままだと，筋は廃用萎縮を起こし，本来の軟らかさが失われて，こわばり感として感じられる．筋の弛緩と廃用萎縮は同時に存在するので，患者は，腫脹感に加えてこわばりを訴える.

顔面けいれん：末梢性に顔面神経が障害を受けた結果，末梢神経に異所性の活動電位が生じて，けいれんを生じるようになる.

病的共同運動：眼瞼周囲に分布していた神経線維と，口の周りに分布していた線維が，神経の変性後再生する段階で誤って連絡することで，目を閉じようとすると唇が引きつったり，口笛を吹こうとすると目が閉じたりする.

ワニ涙：病的共同運動と同様のことが唾液腺と涙腺で生じたものが，ワニ涙である．食事の際に唾液が出ようとすると，流涙が生じる.

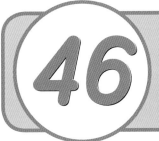

46 三叉神経麻痺
感覚の管理

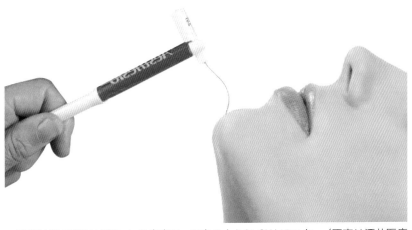

感覚神経の障害が疑われる患者に，写真のように SW テスター（写真は酒井医療のもの）を用いて触覚閾値を測定することを精密触覚機能検査という．釣り糸のようなフィラメントを皮膚にあて，触覚を確認する．フィラメントの太さにより加わる荷重を変化させる．

精密触覚機能検査

三叉神経麻痺は，三叉神経の障害によって生じる．神経障害後早期は，感覚の鈍麻（低下）が主症状であるが，時間の経過と，おもに，自発痛，接触痛，温冷熱痛，異常感覚（不快感）などが生じるようになり，これらの感覚の管理が重要になる．したがって，単に感覚鈍麻が問題にあるのではないことから，現在は，神経障害性疼痛(ニューロパシー)，すなわち，総合的な神経の問題として扱われる．

原　　因

三叉神経は脳神経であり，その障害はもっぱら末梢性に生じる．頭蓋内外で三叉神経が障害を受けた場合には，神経痛様の症状を呈することがあり，二次性三叉神経痛とよばれる（p.89 参照）．しかし，同様の症状は，脳の傷害（脳卒中，脳腫瘍など）後にも生じる．口腔領域で生じる末梢性の障害は，多くは下顎智歯抜去，インプラント植立，根管治療などの歯科治療に関連して生じる．

症　　状

三叉神経が障害を受けると，直後には，感覚の鈍麻（閾値の上昇）が生じる．受傷早期に感覚障害の程度が強ければ，障害が後遺する危険性も高

感覚異常の種類	
感覚低下	知覚の鈍麻，識別閾値の上昇した状態
痛覚過敏	侵害刺激に対する疼痛反応の亢進状態．痛み刺激に過剰な反応を示す．
アロディニア・異痛症	非侵害刺激に対して疼痛を覚える状態．疼痛閾値の低下
不快感を伴う感覚異常	安静時，刺激時に不快な痛み，しびれを伴う感覚異常．ジリジリ，ピリピリ
不快感を伴わない感覚異常	安静時，刺激時に不快感を伴わない感覚異常
感覚亢進	非侵害刺激を対照よりも強く感じる状態
痛覚低下	痛覚の鈍麻，痛覚閾値の上昇した状態

※三叉神経障害に際しては，麻痺だけでなく，痛みやしびれなど多彩な感覚異常を訴える．

い．やがて，感覚鈍麻の領域ならびにその周囲に，感覚の過敏な領域（痛くない程度の触刺激や温熱刺激などに対して痛みを感じたり，通常痛みを引き起こす刺激に対して，より過剰に痛みに反応する）が生じるようになる．これらの誘発痛に加えて，安静時の自発痛も自覚されるようになり，持続性の難治性疼痛となりやすい．

この場合，これらの症状の発症機序は，障害を受けたあとに中枢神経系に感作（神経が過敏になる）と可塑化（本来のその神経がもつ性質の変化）が生じることによる．

治　療

治療は，神経の保護を目的とした積極的治療と，回復期における対症療法とに分けられる（図）．神経障害性疼痛の一部には，交感神経が関与した痛みがあり，この治療目的で星状神経節ブロックが行われる．また，神経保護の目的で副腎皮質ステロイドの投与が行われ，神経の回復目的でビタミンB_{12}，疼痛治療にプレガバリン，ミロガバリンや三環系抗うつ薬が用いられる．

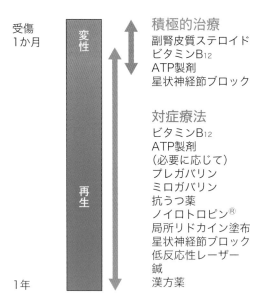

受傷
1か月

変性

再生

1年

積極的治療
副腎皮質ステロイド
ビタミンB_{12}
ATP製剤
星状神経節ブロック

対症療法
ビタミンB_{12}
ATP製剤
（必要に応じて）
プレガバリン
ミロガバリン
抗うつ薬
ノイロトロピン®
局所リドカイン塗布
星状神経節ブロック
低反応性レーザー
鍼
漢方薬

早期には神経の保護を目的に積極的治療を行い，回復期には対症的に症状の緩和をはかる．

受傷後の時期による治療法

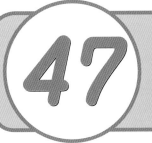

47 口腔灼熱痛症候群

以前は舌痛症とよばれていた

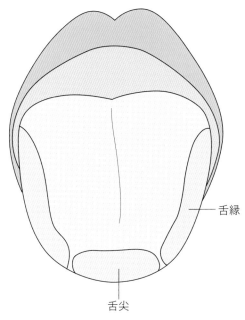

舌縁

舌尖

舌尖，舌縁に好発する．舌中央に生じることもある．

口腔灼熱痛症候群の好発部位

症状・原因

　口腔灼熱痛症候群は，3か月を超え，かつ1日2時間を超えて連日再発を繰り返す口腔内の灼熱痛あるいは異常感覚で，臨床的な診察，検査で明らかな原因病変を認めない（つまり原因不明）ものをいう．以前は舌を中心に疼痛がある場合は舌痛症とよばれていた．閉経後の女性に多い．心理ストレスの影響を受けやすく，不安やうつとの合併が多い．カレーなど刺激のある食物で異常な疼痛を示すが，食事自体は疼痛を軽減させる場合が多い．

治　療

　難治症例が多い．多くの患者が舌がんではないかという不安を抱いているので，病変がないことを説明する．抗うつ薬，プレガバリン，ミロガバリン，漢方薬が有効な場合もある．

　食事，ガムをかむ，飴をなめる，ハンカチをかむなど口腔粘膜への触覚刺激が疼痛を緩解させることがあるので，このことをうまく利用しながら痛みのコントロールを図る．認知行動療法や運動療法を行うこともある．

鑑別すべき疾患

　口腔内の灼熱痛あるいは異常感覚があっても，原因となる病変があれば口腔灼熱痛症候群ではない．外傷，口内炎，口腔癌，口腔乾燥，三叉神経痛，亜鉛欠乏などがないかを精査する．

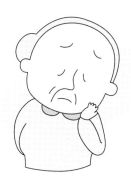

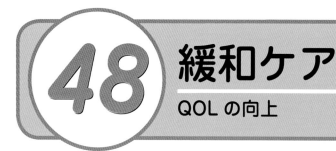

48 緩和ケア
QOL の向上

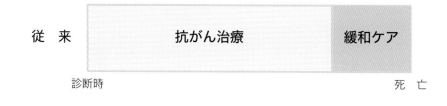

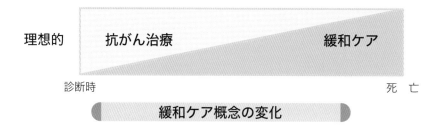

緩和ケア概念の変化

緩和ケアとは，2002 年，WHO によって次のように定義されている．

「生命を脅かす疾患に伴う問題に直面する患者と家族に対し，疼痛や身体的，心理社会的，スピリチュアルな問題を早期から正確にアセスメントし解決することにより，苦痛の予防と軽減をはかり，生活の質（QOL）を向上させるためのアプローチである」

近年，医療を受ける患者の権利向上が叫ばれて久しいが，生命を脅かす疾患，とくに，がんや難治性の疾患では療養期間も長く，さまざまな治療に対する苦痛やストレスが多大であるため，定義のような対応が望まれる．

緩和ケアの概念

緩和ケアは従来，「終末期医療」として捉えられがちであったサポート（疼痛コントロール，身体的苦痛の緩和，精神的サポートなど）を疾患の「早期」から行うことで，患者の QOL を向上させることを目的とする．これは，2007（平成 19）年に施行された「がん対策基本法」に基づく事業計画の一環として法制化されており，拠点病院を中心に急速に普及しつつある．また，対象は，患者のみでなく家族も含まれる．さらに，ケアの内容として，身体的・精神的なものとスピリチュアルなものとが明記されており，患者の尊厳を中心とした対応が求められていることに注目したい．

緩和ケアの口腔領域における対応

1　通常，がん治療ではがんの種類にもよるが，手術が行われることが多い．周術期には，全身麻酔時の気道管理も含めて，口腔常在菌に起因した全身感染症を引き起こす可能性があり，手術に向けて口腔ケアを徹底する必要があげられる．2012（平成24）年度からは，医療保険でも「周術期口腔ケア」が医科・歯科両方で算定可能となり，歯科衛生士の需要はますます増すものと考えられている．さらに，化学療法や放射線療法においても免疫力の低下に伴い，治療中の口腔ケアの重要性はゆるぎない．

2　口腔外科領域のがんは，初発症状が口腔で発生するため，最初から口腔ケアは必須である．さらに，手術に伴い，口腔内の清掃性は低下し，治癒不全も考えられるため，継続的なケアが必要となる．

3　がん治療を受けている患者はさまざまな理由で摂食が困難になる場合が多い．内科的に食思不振をフォローすることと並行して，看護師・管理栄養士や臨床心理士と協力し，摂食指導に積極的に取り組む．口内炎や口渇の管理など，歯科衛生士に期待される業務内容は多い．

緩和ケアの薬物療法

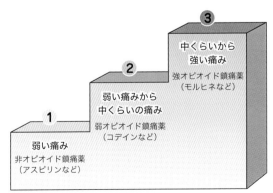

癌性疼痛の鎮痛は，WHOの方式がよく用いられる．

WHOの三段ラダー

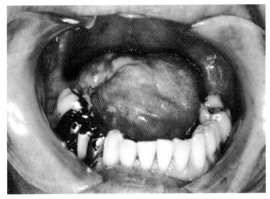

初診時

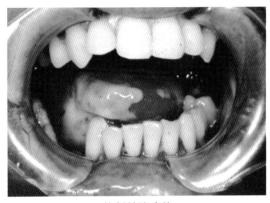

放射線治療後

　放射線治療で重篤な口内炎が発症している．放射線治療や抗がん剤投与に伴う口内炎は，疼痛により患者を苦しめるだけでなく，十分な摂食ができずに治癒の障害にもなる．歯科衛生士は，歯科保健指導の専門教育を受けており，このような患者の口腔ケアに積極的に関与していくべきである．

舌がん患者の放射線治療による口内炎

（大阪歯科大学　堀井活子先生ご提供）

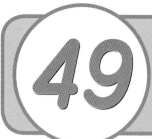

心肺蘇生法
生命を脅かす状況かどうかの評価

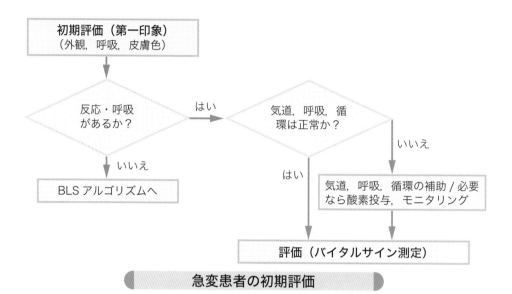

```
初期評価（第一印象）
（外観，呼吸，皮膚色）
        │
        ▼
  反応・呼吸    ──はい──▶   気道，呼吸，循
  があるか？              環は正常か？
        │                    │
      いいえ                いいえ
        ▼            はい      ▼
  BLS アルゴリズムへ          気道，呼吸，循環の補助 / 必要
                            なら酸素投与，モニタリング
                    │              │
                    ▼              ▼
              評価（バイタルサイン測定）
```

急変患者の初期評価

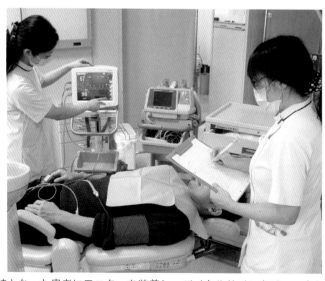

歯科治療中に気分不快となった患者にモニターを装着し，バイタルサインをチェックしているところ.

歯科医院での院内救急対応の様子

歴　史

中世の西洋では，心肺停止の傷病者を，逆さにつるしたり，生命の炎を呼び起こすと称して胸の上で焚き火をしたり，馬に腹ばいに乗せて走ったり，樽の上で転がしたりしたという．馬に乗せることは，振動で胸部がリズミカルに圧迫されるので，多少は蘇生に効果があったらしいが，ほかの方法は，ほとんど蘇生効果はなかった．

1946年：アメリカ，ミネアポリスのエラムは，ポリオで呼吸の止まった乳児に，口対口人工呼吸を用いて救命した．

1957年：ジョンホプキンス医大のクーベンホーベンは，実験中，犬の胸を体外から圧迫すると脈が触れることから胸骨圧迫を発見した．

1960年：ピッツバーグ大学のサファーは，換気と循環を結合，すなわち，胸骨圧迫と人工呼吸の併用による心肺蘇生法を報告した．

1974年以降：アメリカ心臓協会（AHA）が，2000年からは国際蘇生連絡協議会（ILCOR）が心肺蘇生法の国際コンセンサスを作成し，それをもとに各国が心肺蘇生法ガイドラインを作成している．最新のものは2020年ガイドラインである．

方　法

■急変患者の初期評価（図）

患者がいつもよりおかしいと感じたら，このまま様子をみながら血圧測定などをするだけでいいのか，酸素投与など治療行為を行う必要があるのか，あるいはただちにBLSを始めるべきか，などの初期評価を最初に行う．この初期評価は外観，呼吸，皮膚色をもとに数秒以内に行う．外観は意識レベル，意思疎通性，視線，発語などをパッと見て評価する．両肩を軽くたたいて呼びかけてもよい．呼吸は胸と腹部の動きから呼吸の有無を評価する．ゼーゼーという雑音まじりの呼吸など，異常な呼吸でないかも判断する．皮膚色は循環の評価である．蒼白でないか，爪や口唇にチアノーゼ（紫色の皮膚）がないか，などから循環不良，酸素化不良の有無を判断する．アナフィラキシーでは皮膚が紅潮する場合もある．

両肩を軽くたたいて呼びかけても反応がない，あるいは呼吸がない場合は心停止の可能性があり，BLSアルゴリズム（50章）に進む．判断に迷う場合もBLSに進む．

患者に意識・呼吸があれば右のカラムに移り，気道，呼吸循環が正常かを判断する．外観，呼吸，皮膚色から気道，呼吸または循環に重度の障害があると判断されれば「いいえ」の矢印から下に進み，気道・呼吸・循環を補助しつつ，必要に応じて酸素投与，脈拍・酸素飽和度のモニタリングを行う．呼びかけにしっかりとした応答があるなど，気道呼吸または循環が正常ならば評価に移る．歯科外来では大多数の症例がこれである．

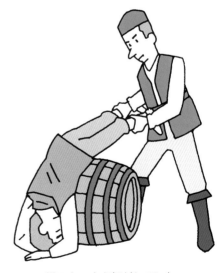

樽の上で人を転がしていた．

中世の蘇生法

50 成人の一次救命処置（BLS）
正しい救命処置の知識と手技

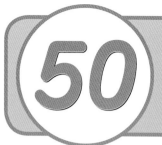

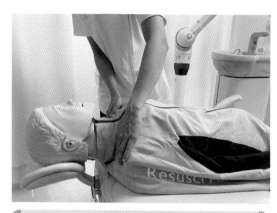

反応の確認

歯科臨床において，救命処置を必要とする状況に直面することは少ないが，一般市民に比べると必要となる可能性は多いと思われる．

一次救命処置（BLS）アルゴリズムは，市民用BLSアルゴリズムと医療用BLSアルゴリズム（101ページ）に分かれる．歯科衛生士は医療用BLSアルゴリズムを行う．

BLSアルゴリズムには「判断に迷えば下に進む」，つまり，より患者の病態が悪いほうを選ぶという基本原則がある．

一次救命処置の手順

１ 周囲の安全性の確認と傷病者の評価

周囲の安全を確認し，その場で処置を行うことが危険と判断される場合には，傷病者を安全な場所へ移動させる（p.101 カラム1）.

両肩を軽くたたきながら大きな声で呼びかけ，反応がみられない場合には「反応なし」とみなす（カラム2）.

反応がない場合には，ただちに救急システムへの通報と，自動体外式除細動器（AED）の要請を行う（カラム3）.

２ 呼吸・脈拍の確認

呼吸と脈を同時に10秒以内に確認する（カラム4）.

呼吸の確認は胸部と腹部の動きを確認する．呼吸がないか，あっても普段どおりでないときは，呼吸がないと判断する．心停止直後にみられる，あえぐような呼吸（死戦期呼吸・あえぎ呼吸）を

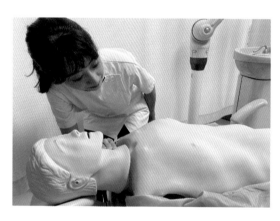

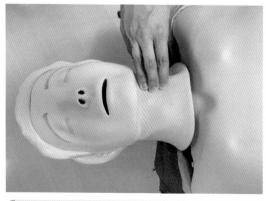

呼吸・脈の確認

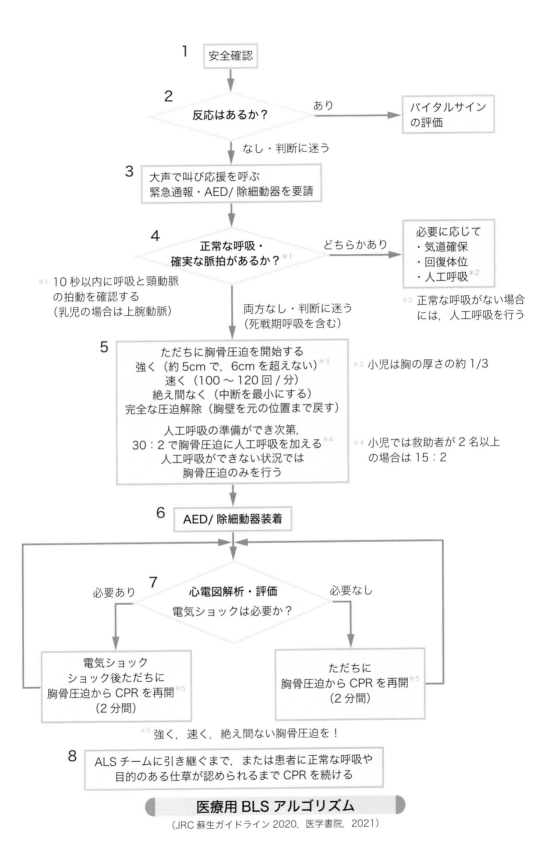

1 安全確認

2 反応はあるか？ ──あり──→ バイタルサインの評価

なし・判断に迷う

3 大声で叫び応援を呼ぶ
緊急通報・AED/ 除細動器を要請

4 正常な呼吸・
確実な脈拍があるか？[*1] ──どちらかあり──→ 必要に応じて
・気道確保
・回復体位
・人工呼吸[*2]

[*1] 10 秒以内に呼吸と頸動脈
の拍動を確認する
（乳児の場合は上腕動脈）

[*2] 正常な呼吸がない場合
には，人工呼吸を行う

両方なし・判断に迷う
（死戦期呼吸を含む）

5 ただちに胸骨圧迫を開始する
強く（約 5cm で，6cm を超えない）[*3]
速く（100 〜 120 回 / 分）
絶え間なく（中断を最小にする）
完全な圧迫解除（胸壁を元の位置まで戻す）

人工呼吸の準備ができ次第，
30：2 で胸骨圧迫に人工呼吸を加える[*4]
人工呼吸ができない状況では
胸骨圧迫のみを行う

[*3] 小児は胸の厚さの約 1/3

[*4] 小児では救助者が 2 名以上
の場合は 15：2

6 AED/ 除細動器装着

7 心電図解析・評価
電気ショックは必要か？

必要あり ──→ 電気ショック
ショック後ただちに
胸骨圧迫から CPR を再開[*5]
（2 分間）

必要なし ──→ ただちに
胸骨圧迫から CPR を再開[*5]
（2 分間）

[*5] 強く，速く，絶え間ない胸骨圧迫を！

8 ALS チームに引き継ぐまで，または患者に正常な呼吸や
目的のある仕草が認められるまで CPR を続ける

医療用 BLS アルゴリズム

（JRC 蘇生ガイドライン 2020，医学書院，2021）

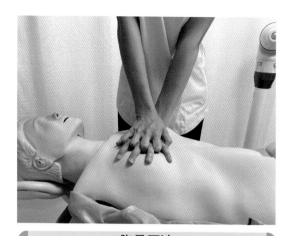

胸骨圧迫

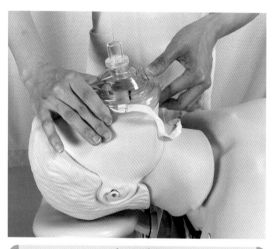

人工呼吸

正常呼吸と間違えないようにする．呼吸は最低 5 秒以上観察しないと確認できない．

脈拍の確認は，成人では頸動脈の拍動を触れる．示指（人差し指），中指，環指（薬指）の 3 本，あるいは示指，中指の 2 本の指先を気道の位置（頸部の正中）に置き，そこから手前に滑らせて気管と胸鎖乳突筋の間の溝で触知する．

10 秒間観察しても脈拍や呼吸の状態がよくわからないときは「判断に迷う」なので，ボックス 5 に躊躇することなく進む．

③ 心肺蘇生法（CPR）を開始する

正常な呼吸・確実な脈拍がなければ，ただちに胸骨圧迫を開始する（カラム 5）．写真では省略しているが，医療者はできるかぎり手袋，マスクなどの感染防護具を装着する．

胸骨圧迫の部位は胸骨の下半分である．目安は乳頭を結んだ線上の正中で，ここに手根部（手のかかとに相当する部分）を置く．圧迫テンポは毎分 100～120 回，深さは胸が約 5 cm 沈むように圧迫する．このとき 6 cm を超えないようにする．胸を 5 cm 沈ませるには 40 kg 前後の力が必要になるので，腕を垂直にして上半身の体重を使う．医療者の体重が軽いと浅くなりがちである．

人工呼吸を行うための器具（ポケットフェイスマスク）が準備できたら，胸骨圧迫と人工呼吸を 30：2 の比で繰り返し行う．COVID-19 をはじめ感染の危険があるので，医療者の口を患者に口つける口対口人工呼吸は，たとえ感染防護具（人工呼吸用フェイスシールド）を用いても行ってはならない．ポケットフェイスマスクなどがなければ人工呼吸は省略する．吹き込みは 1 秒かけ，患者の胸の上がりが確認できる程度の量にする．吹き込みすぎは逆によくない．人工呼吸時には「頭部後屈あご先挙上法」で気道確保を行う．頭部後屈あご先挙上法は，額を押さえつつオトガイ部を指で持ち上げる．ポケットフェイスマスクは母指（親指）でしっかりと顔面に押し付ける．

CPR は救急隊など ALS チーム（二次救命処置チーム）に引き継ぐまで，または患者に正常な呼吸や目的のある仕草が認められるまで続ける（カラム 8）．

④ AED の装着

AED が到着したら，AED の電源を入れ，パッドを装着する．AED が心電図の解析をはじめる前に傷病者に触れないように指示する．ショックが必要な場合には AED はアナウンスとともに充電をはじめる．充電が完了したら，もう一度傷病者から離れるように指示し，確認ができたら

ショックボタンを押し，電気ショックを行う.

　電気ショックが必要と判断した場合に，装置が自動で電気ショックを実施するオートショックAEDも発売されている．オートショックAEDにショックボタンはない．ショックが不要な場合や，ショックを行ったあとは，ただちにCPRを再開する.

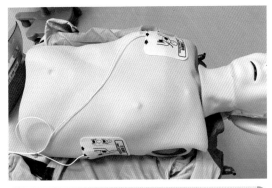

AEDパッドの装着

AED使用上の注意点

1 パッド（モード）の選択

　傷病者が未就学児（およそ6歳未満）の場合には，未就学児用パッド（モード）を用いる．AEDに未就学児用モードがある場合には，未就学児用モードに切り替える．未就学児用パッドがなければ，小学生から大人用パッドを使用してもよい．逆に，成人に未就学児用パッドを使用することは，必要なエネルギー量が与えられないため行ってはならない.

2 特殊な状況に対する対応

　濡れている場合：傷病者の胸部が水で濡れていると，皮膚表面を電流が流れてしまい，心臓に電流が流れない．濡れている場合には，パッドを貼る前に手早く拭き取る．心筋梗塞などで冷や汗をかいた場合も同様である.

　胸毛が濃い場合：胸毛が濃い傷病者では，パッドが浮き上がってしまい，リズムを解析できない．AEDが「電極を確認してください」または「電極パッドを確認してください」というメッセージを出したときは，パッドを強く胸に押し当てる．それでもメッセージが続く場合には，パッドを手早く引きはがし，胸毛を取り除き，新しいパッドを貼る.

　皮膚貼付薬がある場合：貼付薬により電流が遮断される可能性があるとともに，皮膚に軽いやけどをきたすおそれがある．貼付薬を剥がし，薬剤を拭きとってからパッドを貼る.

　ペースメーカーや除細動器（ICD）が植え込ま

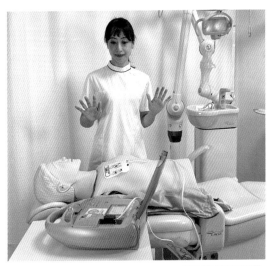

ショックを行う前の安全確認

れている傷病者：ペースメーカーやICDが植え込まれている場合には，その部分が硬いこぶのように膨らんでいる．この場合には，ふくらみを避けてパッドを貼り付ける.

　高濃度酸素がある場合：電気ショック時にスパークが飛ぶことがあり，高濃度酸素があると発火する危険性がある．ショック時には，酸素を遠ざける.

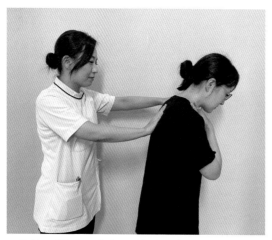

患者の背後から術者の手根部で左右の肩甲骨の中間部付近を強く叩く.

背部叩打法

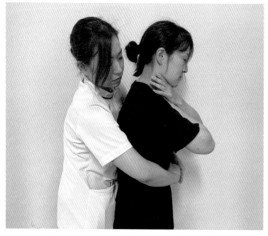

術者の握りこぶしをへその少し上の腹部正中にあて,反対の手を突き上げる.

腹部突き上げ法

異物による気道閉塞

　歯科治療中は,印象材や義歯などの補綴物などにより気道閉塞が起こる可能性がある.異物により気道閉塞が起こった患者は,すみやかに異物の除去を行い呼吸を回復させないと,生命にかかわる危険性がある.

　異物により気道が完全に閉塞した場合には,声が出せないため,閉塞していることを周囲に知らせるために,「万国共通の窒息サイン」(自分の両手で自分の首をしめるようなそぶりをする)がある.

　患者が窒息していると判断した場合には,のどが詰まっているかどうかを尋ね,患者がうなずけば,助けることを伝え,咳をさせる.咳で異物が除去できる場合がある.患者が声も出せず咳ができなければ119番通報あるいは院内救急システムを立ち上げ,AEDを用意する.次いで立たせた患者の背後に回り,背部叩打法を何度か行う.背部叩打法とは患者の背後から手根部で左右の肩甲骨の中間部付近を強く叩く方法である.これでも異物が除去できないときは腹部突き上げ法を行う.腹部突き上げ法は握りこぶしをへその少し上の腹部正中にあて,反対の手を突き上げる方法である.ハイムリック法ともいう.

　異物が除去されると,患者の呼吸は再開する.腹部突き上げ法は,突き上げの際に腹部臓器損傷の危険性があるため,消化器科などの専門医を受診させる.

　意識を失った場合には,ただちに一次救命処置を開始する.

電気ショックの適応

　心停止は，心室細動（VF），無脈性心室頻拍（pulseless VT），無脈性電気活動（PEA），心静止の4種類の病態に分けられる（図）．

▦ 心室細動（VF）

　心室の心筋が無秩序に収縮している状態で，心電図に特有の波形がみられ，心臓から血液が拍出されない状態

▦ 無脈性心室頻拍（pulseless VT）

　心臓から血液が拍出されない状態で，心電図上は頻脈で幅の広いQRS波形がみられ，かつ脈が触れない．

▦ 無脈性電気活動（PEA）

　心臓の電気活動はあるが，機械的活動がみられない状態で，心電図上は，あたかも収縮しているような波形が出ている．心電図上の波形は多彩でQRSの幅が広がったり，ST-Tに変化がみられたりするが，脈は触れない．

▦ 心静止

　心臓の電気活動（心電図上の波形）も機械的活動（血液の拍出）もみられない状態で，心臓は静止し，心電図波形は平坦である．

　心室細動と無脈性心室頻拍は，電気ショックがエビデンスのある治療法なので，shockable rhythmという．心静止，PEAは電気ショックが無効であるばかりか，電気ショックにより蘇生率が下がるので，nonshockable rhythmという．

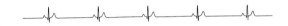

心室細動（VF）

無脈性心室頻拍（pulseless VT）

無脈性電気活動（PEA）

心静止

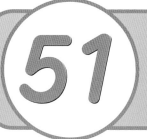

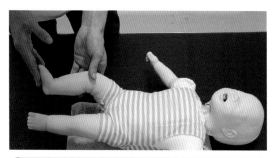

意識確認のために足底を軽くたたく

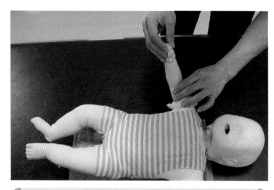

上腕動脈での脈拍触知

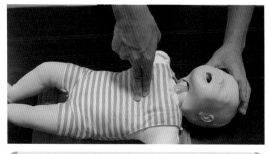

二本指圧迫法による胸骨圧迫

　乳児とは，新生児を除く1歳までを意味し，小児とは1歳から思春期までを意味する．

　乳児・小児の心停止の原因は呼吸性のものが多く，心停止の前に呼吸停止や徐脈を発現すると考えられている．呼吸停止だけの状態で治療を開始された場合の救命率は70%以上とされており，すばやい認識・対応が必要である．心停止を目撃しておらず，ほかに救助者がいない場合には，2分間の心肺蘇生法（CPR）終了後，救急対応システムに出動要請し，AEDを入手する．突然の心停止を目撃した場合には，救急対応システムに出動要請し，AED入手後，救助を開始する．

小児の場合

　呼吸確認は成人と同じだが，脈拍確認（5秒以上10秒以内）は，頸動脈か大腿動脈に2本の指を当てて確認する．10秒以内に脈拍が確認されないか，心拍数が60回/分未満で循環不良の兆候が認められる場合には，胸骨圧迫と人工呼吸を30：2の比率で開始する（救助者が2人の場合は15：2で行う）．胸骨圧迫の深さは，胸の厚さの1/3で行う．AED到着後は，ただちにAEDを使用する．「未就学児用」と「小学生から大人用」ではエネルギー量が異なり，就学児（約6歳以上）では小学生から大人用パッドを使用し，未就学児（就学前の小児）では未就学児用パッドあるいは未就学児用モードを使用する．

乳児の場合

脈拍確認（5秒以上10秒以内）は，上腕動脈に2〜3本の指を当てて確認する（図）．10秒以内に脈拍が確認されないか，心拍数が60回/分未満で，循環不良の兆候が認められる場合には，胸骨圧迫と人工呼吸を30：2の比率で開始する（救助者が2人の場合は15：2で行う）．胸骨圧迫の深さは，胸部の前後径の少なくとも1/3必要である．乳児の胸骨圧迫は，2本の指を胸郭の乳頭間線のすぐ下に置いた状態で行う．

救助者が2人いる場合には，両方の親指で胸骨を圧迫することにより血流をもたらす胸郭を包み込み，両母指圧迫法で行う（図）．この方法は，2本の指での胸骨圧迫と比べて血流がより良好となり，安定して圧迫の深さや力が得られ，血圧を高める可能性がある．AED到着後は，ただちに使用する．いずれにせよ，質の高い心肺蘇生法が必要である．

次に重要な概念を示す．
・心停止を認識してから10秒以内に圧迫を開始する．
・強く，早く押す．
　（1分間に少なくとも100回のテンポ）
・圧迫を行うたびに胸壁を完全に元に戻す．
・胸骨圧迫の中断を最小限に抑える．
　（中断は10秒未満になるように心がける）
・胸の上がりを伴う効果的な補助呼吸を行う．
・過換気を避ける．

脈拍確認で，はっきりとした脈拍が確認された場合には，3秒ごとに補助呼吸を1回行い，2分ごとに脈拍を再チェックする．十分な酸素投与と換気を行っても，脈拍が依然として60回/分を下回り，循環不良が改善しない場合には，補助呼吸に胸骨圧迫を加える．

AEDでショック適応の場合，ショックを1回行い，ただちに心肺蘇生法を2分間実施する．

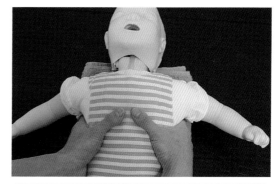

胸郭包み込み両母指圧迫法による胸骨圧迫

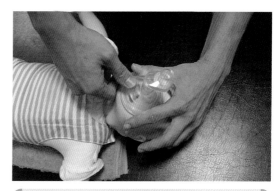

人工呼吸

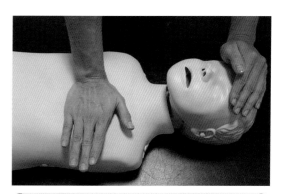

小児の，片手法による胸骨圧迫

ショック不要の場合，ただちに心肺蘇生法を2分間実施し，2分ごとに心リズムをチェックし，二次救命処置（ALS）チームに引き継ぐまで，あるいは傷病者の体動がみられるまで続行する．

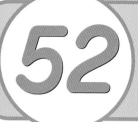

二次救命処置（ALS）
一次救命処置を確実に行ってこそ有用性を発揮

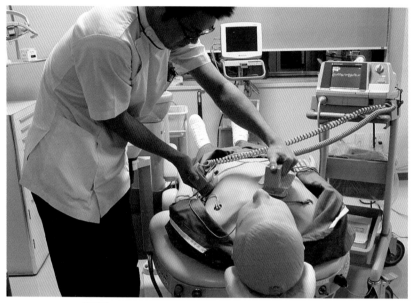

モニター付き除細動器による電気ショック

二次救命処置（ALS）とは，一次救命処置（BLS）を行っても自己心拍が再開しない患者に，気管挿管や薬物投与などを用いて行う医療行為である．以前は早期に二次救命処置を行うことが重要と考えられていたが，疫学調査により，早期に質の高い胸骨圧迫を行うことが蘇生率の向上に重要であることがわかった．一次救命処置を確実に行ってこそ，二次救命処置の有用性が発揮される．

二次救命処置に用いる器具や薬物は，使い方を誤ると患者の生命に影響するため，知識と技術をもった医療従事者だけが行うべきである．本章では心停止に限局した二次救命処置についてのみ解説を行う．

心停止アルゴリズム

すばやい通報，心停止の確認

患者の急変を発見したら一次救命処置の手順に従って対応する．はじめに患者の意識の有無を確認し，通報する．院内であれば蘇生チームの出動を要請し，モニター付き除細動器，心電図モニター，挿管セット，救急カートなどを持ってくるように依頼する．無呼吸または死戦期呼吸であれば，心停止と判断する．

心肺蘇生法（CPR）の開始

心停止では，ただちに心肺蘇生法を開始する．AEDやモニター付き除細動器が到着したら，

ただちに装着する．装着後，AEDによる解析か，モニター波形診断にて，電気ショックが適応か否かを判断する．ショック適応の波形は，心室細動（VF），無脈性心室頻拍（無脈性VT）である．

電気ショック

ショック適応である場合には，ただちに電気ショックを1回行う．ショック実施後は，波形や脈拍を確認することなく，ただちに心肺蘇生法を再開する．

心肺蘇生法の再開

ショック非適応であった場合，心肺蘇生法を再開し，可能なかぎりの二次救命処置を実施する．

リズムチェック

心肺蘇生法を再開して2分（5サイクル）が経過したら，再度モニター波形を診断する．

2分間の心肺蘇生法中に二次救命処置が行われるが，これは心肺蘇生法の質を損なうものであってはならない．

二次救命処置の内容

可逆的な原因の検索と是正：心停止に至った状況や身体所見，既往歴，現病歴，迅速に結果の得られる簡単な検査などから治療可能な原因を推定し，対策を講じる．

静脈路，骨髄路の確保：できるだけ早急に末梢静脈路を確保する．

血管収縮薬を考慮：アドレナリンの投与を考慮する．

気管挿管・声門上気道デバイスを考慮：気管挿管後は，連続した胸骨圧迫を行う．

挿管チューブやラリンジアルマスクなど高度な気道確保器具の使用に慣れていない場合には，これらのデバイスの使用は必須ではなく，口から挿入して舌根を持ち上げて気道を確保する口咽頭エアウェイや，鼻から挿入して舌根を持ち上げて気道を確保する鼻咽頭エアウェイなどの気道補助器具を使用する．

呼気二酸化炭素モニター：気管挿管が行われた場合には，呼気二酸化炭素モニターを積極的に使用する．

波形表示のある呼気二酸化炭素モニターは，気管チューブの先端が気管内に存在する確実な証拠となり，心肺蘇生法の質の継続的な確認や自己心拍再開の徴候を把握するうえでも有用である．

心拍再開後のモニタリングと管理

蘇生法の中止：蘇生法の中止を考慮する際の指標は存在しないが，心肺蘇生法施行時間が15～20分間以上に及んだ場合には，蘇生努力を中止すべきか否かを検討する．

心停止について

心停止後の生存を左右する最も重要な要因の1つは，傷病者が倒れてから除細動までの時間である．心室細動があっても，心肺蘇生法を行うことで心臓や脳にいくらか血液を送ることはできるが，適切なリズムを取り戻すことはできない．循環を生み出すリズムを回復させるには，心停止から数分以内に，ただちに心肺蘇生法と除細動を行う必要がある．

傷病者が倒れたその場に居合わせた人（バイスタンダー）による心肺蘇生法が行われないと，心室細動による心停止後に除細動を行っても，生存率が1分間に7～10%低下する．バイスタンダーによる心肺蘇生法が行われた場合には，除細動までの時間の長短にほぼ関係なく，心停止後の生存率が高くなる．

また，心停止の傷病者に心肺蘇生法をすみやかに開始しないと，脳に十分な酸素が供給できない．心停止後に大脳が不可逆的な損傷を受けるのは，4～5分と考えられている．

早期に心肺蘇生法や除細動を行うためには，心停止の認識と発見時の対応が非常に重要である．

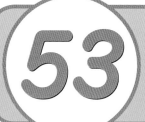

53 麻酔補助業務の法的問題
歯科衛生士がかかわることのできる業務

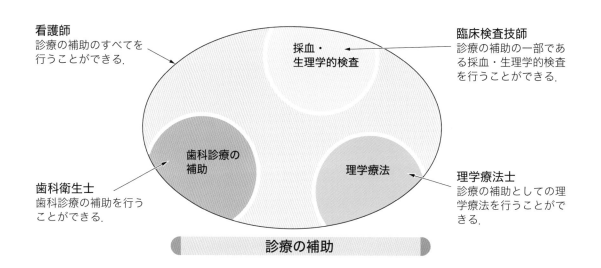

看護師
診療の補助のすべてを
行うことができる.

臨床検査技師
診療の補助の一部である採血・生理学的検査を行うことができる.

採血・
生理学的検査

歯科診療の
補助

理学療法

歯科衛生士
歯科診療の補助を行う
ことができる.

理学療法士
診療の補助としての理学療法を行うことができる.

診療の補助

診療の補助

　医師・歯科医師の診療の補助を行うには,資格が必要である.このように,特定の業務が特定の資格所有者に独占されていることを,業務独占という.歴史的に,診療(歯科診療を含む)の補助は看護師の独占業務で,看護師にしかできなかった.戦前は,医療補助職が看護師しか存在しなかったためである.

　戦後になって,医療補助職が新たに追加創設された.歯科衛生士(1948),診療放射線技師(1951),臨床検査技師(1958),理学療法士(1965),作業療法士(1965)などである.これらの職種にも,職種に応じた診療の補助が認められた.ただし,看護師にしか認められていない診療の補助を認める,というかたちをとるため,条文上は「看護師ではないが診療の補助ができる」という表現をと

る.たとえば,歯科衛生士法2条は,「歯科衛生士は,保健師助産師看護師法第31条第1項及び第32条の規定にかかわらず,歯科診療の補助をなすことを業とすることができる」と規定している.なお,歯科衛生士が歯科診療の補助ができるようになったのは,1955年からである.

歯科診療の補助

　歯科衛生士は,歯科衛生士法2条により,歯科診療の補助ができる.では,全身麻酔の補助のように,保存,補綴治療とは内容が大きく異なる業務を歯科衛生士ができるのであろうか.

　全身麻酔の補助は,麻酔を歯科医師が行うのであれば歯科診療(歯科医業)であり,当然に歯科衛生士が行うことができる.もし,歯科衛生士が麻酔業務の補助ができないのであれば,歯科医師

も麻酔業務ができなくなってしまう．障がい者施設勤務の歯科衛生士が採血や投薬を歯科医師の指示のもとに行ったことが話題となった事例で，厚生労働省はこのような行為は歯科衛生士の業務であるという判断を示している（2006年11月6日産経新聞大阪版夕刊）．

歯科衛生士の行える業務範囲

歯科衛生士が行える歯科診療の補助業務の範囲は，どの程度であろうか．歯科衛生士法2条の，「歯科衛生士は，保健師助産師看護師法第31条第1項及び第32条の規定にかかわらず，歯科診療の補助をなすことを業とすることができる」という条文の構成上，法的には看護師と歯科衛生士の行える歯科診療の補助の範囲はまったく同じである．すなわち，全身麻酔の介助，採血，投薬，心電図検査などの行為も，歯科医師の指示のもとに行うのであれば，歯科衛生士も行うことができる．

しかし，歯科医師の医学的判断および技術をもって行うのでなければ人体に危害を及ぼし，または危害を及ぼすおそれのある行為（いわゆる絶対的歯科医行為）は行うことができない．歯科衛生士が，歯科診療の補助の範囲を超えて麻酔行為を行うことは，歯科医師法違反になる．

なお，歯科衛生士は療養上の世話ができないので，病棟における業務などは，看護師と比べると制限がある（逆に看護師は歯科疾患の予防処置が行えない）．

麻酔補助業務を行ううえでの条件

それでは，すべての歯科衛生士が看護師と同じように麻酔業務の補助ができるのであろうか．歯科衛生士が麻酔業務の補助を行うには，①当該歯科衛生士に十分な知識と経験があるか，②院内の実施基準が整備されているか，の2点が重要である．これは看護師の業務でも同様である．

■十分な知識と経験

当該歯科衛生士が，麻酔補助業務について十分な知識を得，また，十分な経験を積むことが必要である．たとえば，静脈注射であれば，輸液療法に関する薬物の知識，輸液管理・血管確保のリスクマネジメント，静脈注射・輸液管理時に必要な感染管理などについての知識があり，適切な指導者のもとでの経験実績の積み重ねが求められる．

■実施基準の策定

医療安全管理の要請上，診療補助業務には，実施するための基準，手順を明文化し，さらに，策定した基準，手順を遵守することが必要である．

基準は，十分な教育と実施のための基準である．院内外の教育システムと連動し，当該歯科衛生士の知識と経験に基づき，点滴開始・輸液交換・シリンジ交換ができるレベル，さらに，側管注入のできるレベルなど，段階的に基準を設ける．また，適切な実施手順書の策定も必要である．

歯科衛生士と歯科以外の診療の補助

歯科衛生士は，歯科診療の補助はできても，歯科以外の診療の補助はできない．歯科患者の全身麻酔を歯科医師が行うのであれば，歯科診療（歯科医業）であるので歯科衛生士の業務の範疇であるが，歯科患者の全身麻酔を医師が行えば，麻酔業務は歯科以外の診療，すなわち，医業となるので，歯科衛生士の業務の範囲外である．

これは，歯科医師の指示のもとに行う口腔ケアが歯科衛生士の業務であるにもかかわらず，医師の指示のもとに行う口腔ケアが歯科衛生士の業務でないことと同じである．

認定歯科衛生士については p.57 コラム参照．

● 索　引

114

本書（第 3 版第 1 刷）の発行後に気が付きました誤植や
データの更新などがございましたら，右の QR コードの　▶▶▶
サイトよりお知らせいたします.

歯科衛生士テキスト　歯科麻酔学・全身管理学

2013 年 3 月 30 日	第 1 版第 1 刷発行
2016 年 1 月 10 日	第 2 版第 1 刷発行（改題）
2018 年 3 月 10 日	第 2 版第 2 刷発行
2021 年 3 月 10 日	第 2 版第 3 刷発行
2023 年 3 月 10 日	第 3 版第 1 刷発行

編　　者　佐久間泰司

百田　義弘

発 行 者　百瀬　卓雄

発 行 所　株式会社 学建書院

〒112-0004　東京都文京区後楽 1-1-15-3F
TEL（03）3816-3888
FAX（03）3814-6679
http://www.gakkenshoin.co.jp
印刷製本　三報社印刷㈱

ⒸYasushi Sakuma et al., 2013. printed in Japan［検印廃止］

ISBN978-4-7624-2169-3